Acerca de NCCN Guidelines for Patients®

NCCN National Comprehensive Cancer Network®

¿Sabía que los principales centros oncológicos de los Estados Unidos colaboran para mejorar la atención oncológica? Esta alianza de los principales centros oncológicos se denomina National Comprehensive Cancer Network® (NCCN®).

La atención oncológica está en cambio constante. NCCN elabora recomendaciones para la atención oncológica basadas en pruebas que utilizan los profesionales de atención médica de todo el mundo. Estas recomendaciones que se actualizan con frecuencia se denominan NCCN Clinical Practice Guidelines in Oncology (NCCN Guidelines®). NCCN Guidelines for Patients explican de manera sencilla estas recomendaciones de los expertos para las personas con cáncer y sus cuidadores.

Esta NCCN Guidelines for Patients se basa en NCCN Clinical Practice Guidelines in Oncology (NCCN Guidelines®) para pacientes con cáncer de cuello de útero, versión 4.2025, del 24 de marzo de 2025.

Conozca cómo se desarrollan las NCCN Guidelines for Patients
NCCN.org/patient-guidelines-process

Ver NCCN Guidelines for Patients gratis en internet
NCCN.org/patientguidelines

Buscar un centro oncológico de NCCN cerca de usted
NCCN.org/cancercenters

Comuníquese con nosotros

Quiénes nos apoyan

NCCN Guidelines for Patients cuenta con el apoyo financiero de NCCN Foundation®

NCCN Foundation agradece profundamente a las siguientes empresas colaboradoras por hacer posible esta NCCN Guidelines for Patients: Pfizer Inc.

NCCN adapta, actualiza y aloja de forma independiente la guía de NCCN Guidelines for Patients. Nuestras empresas colaboradoras no participan en la elaboración de esta NCCN Guidelines for Patients y no se responsabilizan del contenido ni las recomendaciones que se incluyen en la presente guía.

Apoyo adicional proporcionado por

La Ovarian Cancer Research Alliance (OCRA) está comprometida con la cura del cáncer de ovario, la defensa de las pacientes y el apoyo a las supervivientes. La OCRA es la mayor organización benéfica contra el cáncer de ovario, con más de USD 128 millones invertidos en investigación. Nuestra conferencia nacional, seminarios web y sitio web ofrecen la información más actualizada sobre el diagnóstico, el tratamiento y la vida con cáncer de ovario y ginecológico. Nuestros programas incluyen la línea de apoyo a pacientes, el programa de mentores entre pares, los servicios de asistencia de Staying Connected, el asesoramiento individual, el asesor de ensayos clínicos y el programa de pruebas genéticas. La OCRA crea una comunidad a través de la defensa, la investigación, la colaboración y el apoyo. Para obtener más información, visite ocrahope.org o llame al +1-212-268-1002.

Para hacer una donación u obtener más información, visite la página web o envíe un correo electrónico.

NCCNFoundation.org/donate

PatientGuidelines@NCCN.org

Contenido

4 Acerca del cáncer de cuello de útero

9 Estudios para detectar el cáncer de cuello de útero

17 Estadificación

29 Tipos de tratamiento

38 Tratamiento para los tipos comunes

52 Tratamiento para el carcinoma neuroendocrino de cuello uterino

57 Supervivencia

63 Otros recursos

66 Palabras que debe conocer

69 Colaboradores de NCCN

70 Centros oncológicos de NCCN

72 Índice

NCCN Foundation tiene como objetivo apoyar a los millones de pacientes y familias afectados por un diagnóstico de cáncer mediante la financiación y distribución de NCCN Guidelines for Patients. NCCN Foundation también se compromete a avanzar en los tratamientos contra el cáncer subsidiando a los médicos prometedores del país en el centro de innovación en cuanto a investigación del cáncer. Para obtener más detalles y acceder a la biblioteca completa de recursos para pacientes y cuidadores, visite NCCN.org/patients.

National Comprehensive Cancer Network (NCCN) y NCCN Foundation
3025 Chemical Road, Suite 100, Plymouth Meeting, PA 19462, EE. UU.

1

Acerca del cáncer de cuello de útero

5 El cuello del útero

6 ¿Cómo se produce el cáncer de cuello de útero?

7 ¿Quiénes tienen mayor riesgo?

8 Tipos de cáncer de cuello de útero

8 ¿Qué puede hacer para recibir la mejor atención?

La mayoría de los cánceres de cuello de útero se deben a una infección prolongada del virus del papiloma humano (VPH), una infección de transmisión sexual común. El tipo más común es el carcinoma de células escamosas (CCE).

El cuello del útero

El útero es el lugar donde crecen y se desarrollan los bebés durante el embarazo. El cuello del útero es el extremo inferior y estrecho del útero. Durante el parto, el cuello del útero se abre y se afina para permitir que el bebé pase por la vagina.

El ectocérvix es la parte externa y redondeada del cuello uterino que se extiende hasta la vagina. En el centro, hay una abertura estrecha llamada orificio externo. Durante la menstruación, el orificio externo se abre ligeramente para permitir que la sangre pase hacia la vagina.

El endocérvix es la parte interna del cuello uterino que forma un canal entre la vagina y el cuerpo del útero. El orificio interno es la parte superior del endocérvix que sirve como una abertura entre el útero y el cuello uterino.

La zona donde se unen el endocérvix y el ectocérvix se denomina unión escamocolumnar o zona de transformación. La mayoría de los cánceres y precánceres de cuello de útero comienzan en la parte del ectocérvix de la zona de transformación.

El cáncer de útero se diagnostica y trata de forma diferente al cáncer de cuello de útero. Esta guía para pacientes no aborda el tratamiento de los

Anatomía del cuello uterino

El cuello del útero

La mayoría de los cánceres de cuello de útero se originan en la unión escamocolumnar, donde se unen el cuello uterino interno y el externo. Específicamente, la mayoría se forman en las células escamosas que recubren la porción del ectocérvix de la unión escamocolumnar.

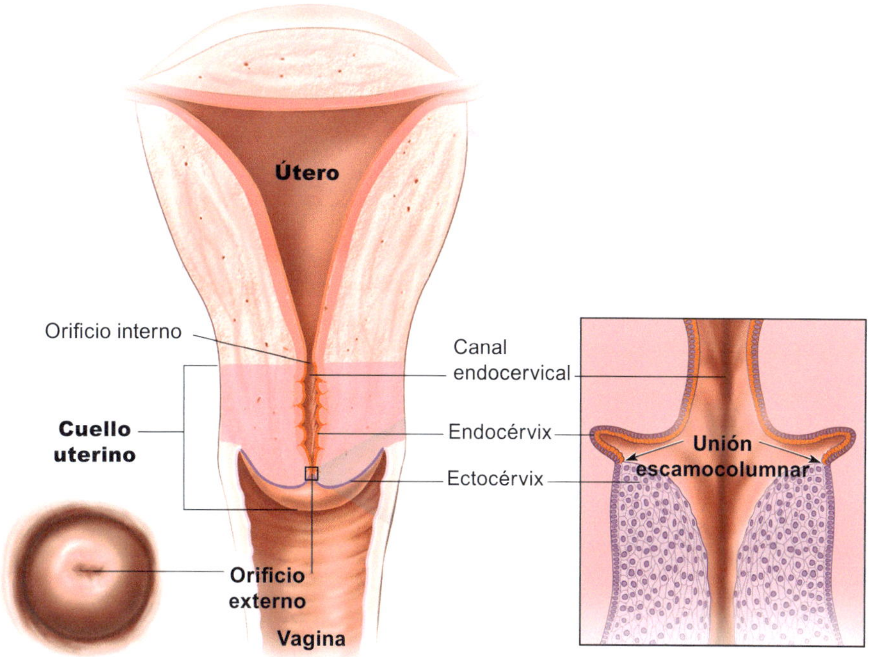

tipos de cáncer de útero, como el cáncer de endometrio ni los sarcomas uterinos.

¿Cómo se produce el cáncer de cuello de útero?

El cáncer de cuello de útero comienza como lesiones (zonas) de células anormales en la superficie del cuello uterino. Estos cambios microscópicos se conocen como displasia de cuello uterino o neoplasia intraepitelial cervical (NIC). Si no se trata, la displasia de cuello uterino puede convertirse en cáncer de cuello de útero.

La NIC se clasifica según qué tan profundo se extienden las células anormales en el revestimiento del cuello uterino. Los grados posibles son 1, 2 o 3. La displasia de cuello uterino se convierte en cáncer cuando las células anormales invaden el tejido muscular debajo del revestimiento del cuello uterino
(el estroma cervical).

La lesión escamosa intraepitelial de bajo grado (LEIBG) es una displasia leve (NIC 1). La lesión escamosa intraepitelial de alto grado (LEIAG) es una displasia moderada o grave (NIC 2 y 3) y se considera un precáncer.

Cambios en el cuello del útero

La displasia de cuello uterino se refiere a las zonas de células anormales en el revestimiento del cuello uterino. Una LEIBG es una displasia leve (NIC 1). Una LEIAG es una displasia moderada o grave (NIC 2 y 3) y se considera un precáncer.

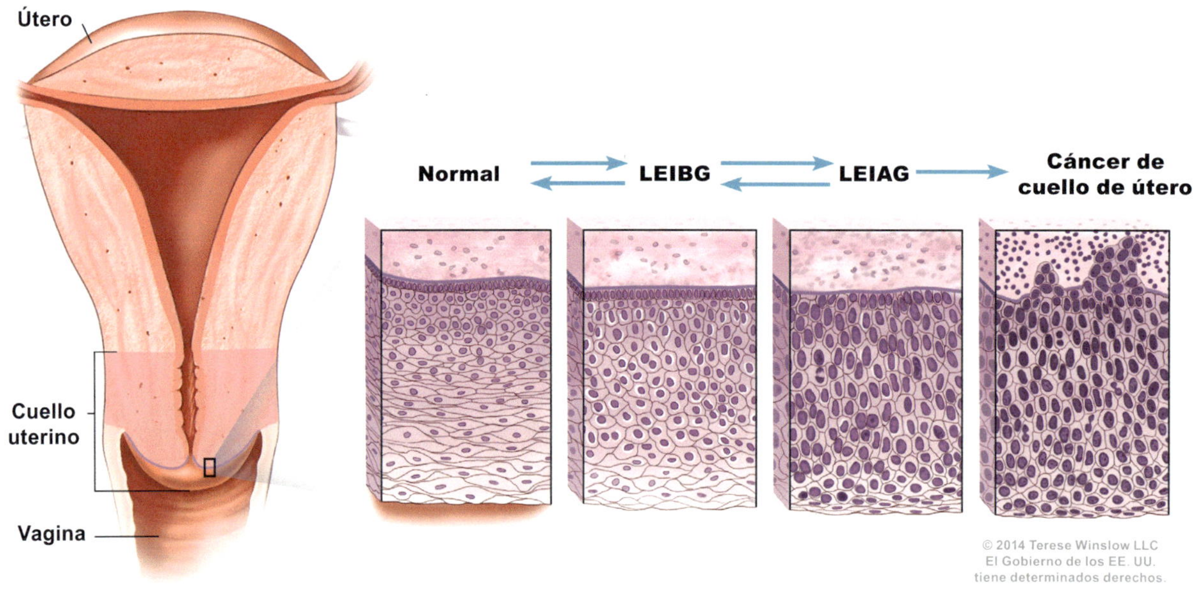

¿Quiénes tienen mayor riesgo?

Un factor de riesgo es algo que aumenta el riesgo de desarrollar una enfermedad. Algunas personas sin factores de riesgo conocidos pueden desarrollar cáncer de cuello de útero, mientras que otras con factores de riesgo pueden no desarrollarlo.

Infección por VPH

Casi todos los tipos de cáncer de cuello de útero son causados por una infección prolongada del virus del papiloma humano (VPH). El VPH es una infección de transmisión sexual (ITS) común. La mayoría de las personas sexualmente activas tienen o tuvieron VPH en algún momento. Muchas personas no saben que están o estuvieron infectadas.

En la mayoría de las personas, el sistema inmunitario elimina el VPH del cuerpo. En otras personas, el virus causa cambios celulares a largo plazo que se transforman en cáncer, usualmente décadas después de la infección inicial. Los expertos continúan aprendiendo por qué algunas personas padecen cáncer de cuello de útero y otras no. Otros tipos de cáncer causados por el VPH incluyen el cáncer de ano, de cabeza y cuello, de pene, de vagina y de vulva.

Existen más de 100 tipos (cepas) de VPH. La infección con algunas cepas tiene más probabilidades de causar cáncer. Las formas de alto riesgo incluyen el VPH-16 y el VPH-18. Otros tipos de VPH pueden causar un crecimiento de piel anormal, lo que se conoce como verrugas, en el ano, los genitales u otras zonas del cuerpo.

En Estados Unidos, hay una vacuna que protege contra 9 cepas diferentes de VPH, incluidas las de mayor riesgo.

En el pasado, la vacunación solo se recomendaba para uso rutinario en adolescentes y adultos jóvenes. Ahora es una opción para adultos menores de 45 años. Existen otras dos vacunas contra el VPH disponibles en otras partes del mundo. Una protege únicamente contra el VPH-16 y el VPH-18. La otra protege contra estos y dos tipos más.

La vacuna funciona mejor en personas jóvenes (idealmente menores de 13 años) porque tienen menos probabilidades de haber estado expuestas al VPH. Además, si bien la vacuna puede prevenir nuevas infecciones por VPH, no trata las infecciones por VPH existentes ni el cáncer relacionado con el VPH.

Otros factores de riesgo

A continuación, se enumeran otros factores de riesgo del cáncer de cuello de útero. Algunos de estos aumentan el riesgo porque elevan el riesgo de exposición al VPH o debilitan el sistema inmunitario, lo que puede dificultar que el cuerpo elimine la infección por VPH.

- Antecedentes de tabaquismo.
- Haber tenido más de un hijo (lo que se conoce como gran multiparidad o multiparidad).
- Uso de anticonceptivos orales (control de natalidad).
- Ser sexualmente activa a una edad temprana.
- Haber tenido un gran número de parejas sexuales.
- Antecedentes de infecciones de transmisión sexual.
- Ciertas enfermedades autoinmunitarias.
- Sistema inmunitario frágil debido al VIH o SIDA, por ejemplo.

Tipos de cáncer de cuello de útero

La mayoría de los cánceres de cuello de útero comienzan en el ectocérvix, que está revestido de células escamosas. Los tipos de cáncer que se forman aquí se denominan carcinomas de células escamosas.

Aproximadamente 1 de cada 5 cánceres de cuello útero se forma en el endocérvix, que está revestido de células glandulares que producen moco. Los cánceres que se forman en las células glandulares se denominan adenocarcinomas.

Con menor frecuencia, el cáncer puede contener tanto células escamosas como de adenocarcinoma. Estas se conocen como carcinomas adenoescamosos o tumores "mixtos". El tipo más raro y agresivo de cáncer de cuello de útero es el carcinoma neuroendocrino de cuello uterino (CNCU).

Esta guía para pacientes no aborda otros tipos de cáncer de cuello de útero, como carcinomas de células vítreas, sarcomas u otros tipos de tumores.

¿Qué puede hacer para recibir la mejor atención?

Luche por usted. Es más probable que obtenga la atención que desea si hace preguntas y toma decisiones compartidas con su equipo de atención médica.

Las NCCN Guidelines for Patients le ayudarán a comprender los cuidados oncológicos. Con una mejor comprensión, estará más preparado para hablar de sus cuidados con su equipo y compartir sus inquietudes. Muchas personas se sienten más satisfechas cuando desempeñan un papel activo en su atención.

Por qué debería leer este libro

Tomar decisiones sobre la atención oncológica puede ser estresante. Es posible que tenga que tomar decisiones difíciles bajo presión sobre opciones complejas.

Las NCCN Guidelines for Patients son fiables tanto para los pacientes como para los proveedores de atención médica. En ellas, se explican con claridad las recomendaciones de atención actuales formuladas por respetados expertos en la materia. Las recomendaciones se basan en las investigaciones más recientes y prácticas de los mejores centros oncológicos.

La atención oncológica no es igual para todas las personas. Si sigue las recomendaciones de los expertos para su situación, tendrá más probabilidades de mejorar su atención y obtener mejores resultados. Utilice este libro como guía para encontrar la información que necesita para tomar decisiones importantes.

Es posible que no sepa qué preguntar a su equipo de atención médica. Eso es frecuente. Cada capítulo de este libro termina con una sección importante titulada *Preguntas para hacer*. Estas sugerencias de preguntas le ayudarán a obtener más información sobre todos los aspectos de su atención.

2

Estudios para detectar el cáncer de cuello de útero

10 Biopsia de cuello uterino

11 Biopsia de cono

12 Análisis de sangre

12 Diagnóstico por imágenes

14 Fertilidad y embarazo

14 Estudios de vejiga e intestino

15 Plan de tratamiento oncológico

16 Puntos clave

16 Preguntas para hacer

Su profesional médico elaborará un plan de tratamiento específico para usted. En primer lugar, recabará información sobre el cáncer y su estado general de salud. En este capítulo, se describen las pruebas y otros cuidados necesarios para elaborar su plan de tratamiento.

Biopsia de cuello uterino

Una biopsia de cuello uterino consiste en extraer pequeñas muestras de tejido del cuello del útero. Es el procedimiento más común para diagnosticar el cáncer de cuello de útero. Las muestras pueden tomarse del ectocérvix, del endocérvix o de ambos.

El tejido extirpado es examinado por un anatomopatólogo. Este es un médico especializado en el análisis de células y tejidos para detectar enfermedades. Busca zonas anormales, incluidas las zonas de cáncer o precáncer. El anatomopatólogo también determina el tipo de cáncer de cuello de útero si es posible.

Biopsia de cuello uterino

La biopsia de cuello uterino es el procedimiento más común para diagnosticar el cáncer de cuello de útero. Se extrae una pequeña muestra de tejido del ectocérvix, el endocérvix o ambos.

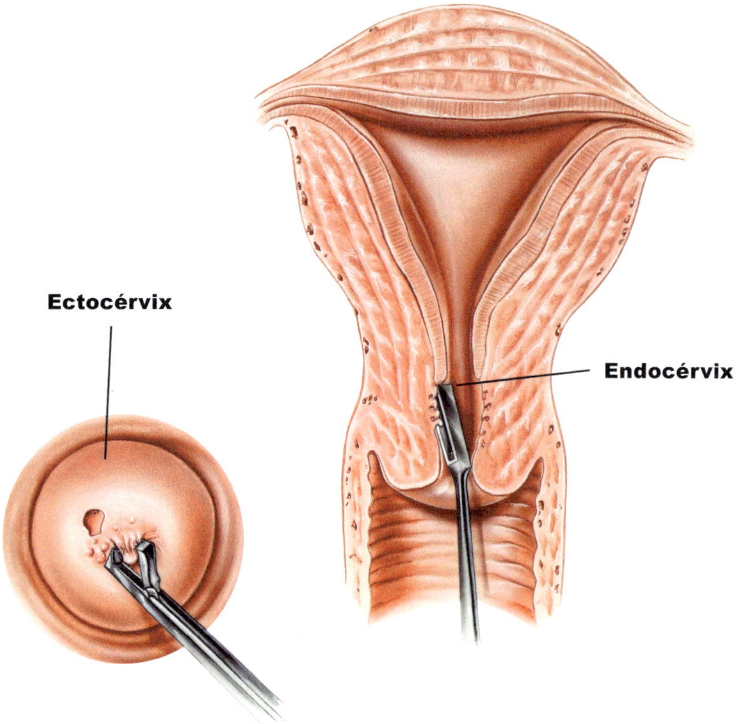

Biopsia de cono

La biopsia de cono puede ser tanto un estudio como un tratamiento. Consiste en extirpar una porción en forma de cono del cuello uterino.

La muestra cónica incluye tejido tanto del ectocérvix como del canal endocervical. Se extirpa toda la zona de transformación (donde se unen el ectocérvix y el endocérvix). La mayoría de los cánceres de cuello de útero comienzan en esta zona.

Por lo general, se utiliza una técnica llamada conización con bisturí frío. Con este método, se utiliza un bisturí quirúrgico para extirpar el tejido. En algunos casos, se puede realizar un procedimiento de escisión electroquirúrgica con asa (LEEP). En el LEEP, se utiliza un asa delgada de alambre electrificado (calentado) en lugar de un bisturí para cortar el tejido del cuello uterino.

Después de extraer la muestra de tejido cónico, el médico puede usar una herramienta similar a una cuchara, llamada legra, para raspar una muestra de tejido del canal del cuello uterino. Esto se denomina legrado endocervical.

Un anatomopatólogo examina con un microscopio el tejido extraído durante la biopsia de cono.

Biopsia de cono

Durante la biopsia de cono, se extrae una sección cónica del cuello uterino que incluye la zona de transformación. La biopsia de cono puede ser el único tratamiento necesario para algunos cánceres de cuello de útero en estadio temprano.

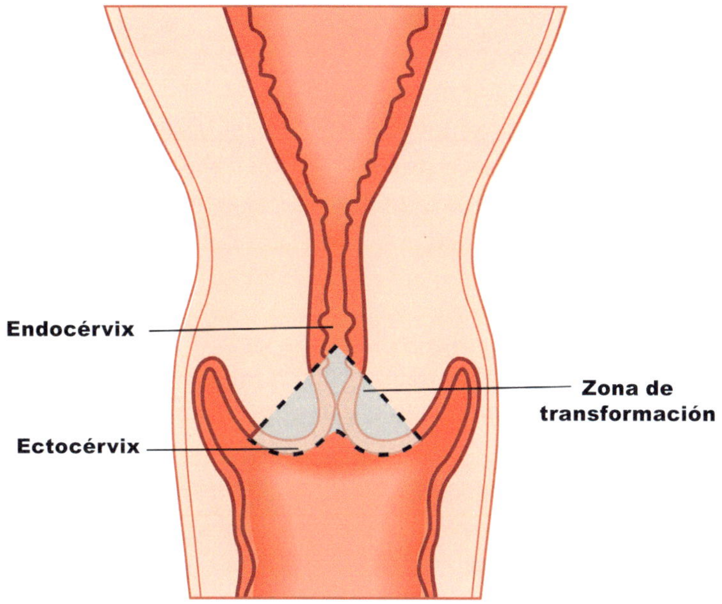

Análisis de sangre

Los siguientes análisis de sangre podrían solicitarse como parte de los estudios iniciales. Proporcionan información útil sobre su salud general y el estado del hígado, los riñones y otros órganos antes del tratamiento.

El hemograma completo (HC) es un estudio común que mide los niveles de glóbulos rojos, glóbulos blancos y plaquetas en una muestra de sangre. Los glóbulos rojos transportan oxígeno a todo el cuerpo. Los glóbulos blancos combaten las infecciones. Las plaquetas ayudan a controlar el sangrado.

El perfil bioquímico sanguíneo mide los niveles de distintas sustancias químicas en la sangre. Las sustancias químicas de la sangre se ven afectadas por los riñones, los huesos y otros órganos y tejidos. Los niveles del análisis bioquímico de la sangre que son demasiado altos o bajos podrían ser un signo de que su organismo no está funcionando bien. Los niveles anormales pueden estar causados por la extensión del cáncer o por otras enfermedades.

Las pruebas de función hepática suelen hacerse junto con el perfil bioquímico sanguíneo. El hígado es un órgano que hace muchas tareas importantes, como eliminar las toxinas de la sangre. Las pruebas de función hepática miden las enzimas que se fabrican o procesan en el hígado. Si los niveles están demasiado altos o bajos podrían indicar daño hepático o que el cáncer se ha extendido.

Si no se realizó una prueba reciente de virus de la inmunodeficiencia humana (VIH) o nunca se hizo una, su profesional médico podría recomendársela. Si tiene VIH, es probable que lo deriven a un especialista en VIH. Tener VIH no debería afectar su tratamiento contra el cáncer. Las opciones de tratamiento descritas en esta guía se aplican tanto a pacientes VIH positivos como negativos.

Diagnóstico por imágenes

El diagnóstico por imágenes ayuda a determinar la extensión del cáncer. El tamaño y la extensión del cáncer se utilizan para orientar el tratamiento.

Tomografía computarizada

Es posible que le hagan una exploración por tomografía computarizada (TC) del tórax, el abdomen y la pelvis. Una exploración por TC es un tipo de radiografía más detallada. Toma varias imágenes de una zona del cuerpo desde diferentes ángulos. Una computadora combina las imágenes para crear imágenes tridimensionales (3D).

Durante el examen, estará acostada boca arriba sobre una camilla que se desliza hacia un equipo que se asemeja a un túnel. Para ver con mayor claridad, es posible que se le inyecte en una vena una sustancia llamada medio de contraste y que también se mezcle con un líquido para que lo beba. El medio de contraste hace que las imágenes de TC sean más nítidas.

El medio de contraste puede producir rubor o urticaria. Podrá oír y hablar con el técnico en todo momento. Es posible que oiga zumbidos o chasquidos durante el estudio.

TEP/TC

La TC puede combinarse con la tomografía por emisión de positrones (TEP). La TEP utiliza pequeñas cantidades de materiales radiactivos denominados radiomarcadores. Aproximadamente una hora antes del estudio, se le inyectará un radiomarcador de glucosa (azúcar). El radiomarcador emite una pequeña cantidad de energía que detecta el equipo de diagnóstico por imágenes. El cáncer aparece más brillante en las imágenes porque las células cancerosas utilizan la glucosa más rápido que las células normales.

En algunos casos, la TEP puede realizarse con una resonancia magnética (RM), que se describe a continuación, en lugar de una TC.

Resonancia magnética

Es posible que le realicen una RM de la pelvis. La RM utiliza campos magnéticos y ondas de radio para generar imágenes detalladas del útero, el cuello uterino y la vagina. Con este procedimiento, es posible ver si el cáncer se ha extendido a los tejidos adyacentes al cuello uterino, como el parametrio, la vagina, la vejiga o el recto.

En el caso de pacientes con carcinoma neuroendocrino de cuello uterino (CNCU) de células pequeñas, también se recomienda una RM del cerebro como parte de los estudios iniciales.

Realizarse una RM es parecido a una exploración por TC, pero lleva más tiempo. Durante el estudio, se recostará boca arriba en una camilla que se desliza dentro de un túnel largo en la máquina (el resonador). Es posible que sienta calor en el cuerpo durante el procedimiento. Se utilizará un medio de contraste para que las imágenes sean más claras. Informe a su profesional médico si se siente nervios en espacios reducidos.

Ecografía transvaginal

Si no puede hacerse una RM de la pelvis, es posible que le hagan una ecografía. La ecografía usa ondas sonoras para tomar imágenes del interior del cuerpo. Es útil para ver el tamaño, la forma y la ubicación del cuello uterino.

En la ecografía transvaginal, se insertará una sonda por la vagina. Esto le permite a su médico ver el cuello uterino y las zonas cercanas con mayor claridad.

RM

La RM obtiene imágenes del interior del cuerpo sin utilizar radiación. Este estudio puede mostrar de cerca los tejidos del útero, el cuello uterino y la vagina.

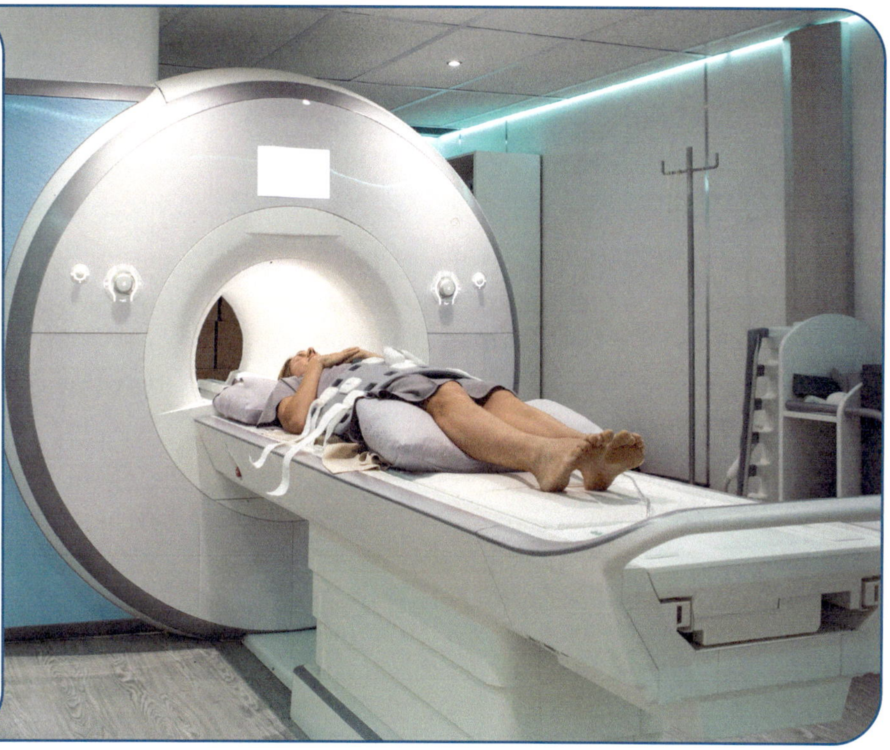

Fertilidad y embarazo

Si desea quedar embarazada más adelante, hable con su equipo de atención médica sobre el tratamiento para preservar la fertilidad. Solo suele ser una opción para cánceres pequeños y en estadio temprano. Las recomendaciones del tratamiento para preservar la fertilidad se encuentran en el *Capítulo 5: Tratamiento para los tipos comunes*.

Si desea preservar la fertilidad, hable con su profesional médico sobre la posibilidad de consultar a un endocrinólogo especializado en reproducción. Son médicos especializados en fertilidad. Aunque el embarazo natural no será posible en la mayoría de los casos, las opciones para considerar pueden incluir la transposición ovárica, la congelación de óvulos o embriones y la posibilidad de una gestación subrogada en el futuro.

Transposición ovárica

El tratamiento para el cáncer de cuello de útero puede incluir radioterapia de haz externo (RTHE). La radiación daña los ovarios y hace que dejen de producir las hormonas necesarias para el embarazo natural. La transposición ovárica es una cirugía que desplaza uno o ambos ovarios fuera del alcance del haz de radiación. El nombre médico de este procedimiento es ooforopexia.

La transposición ovárica antes de iniciar la RTHE puede ser una opción si está en etapa premenopáusica y tiene el tipo más común de cáncer de cuello de útero, el carcinoma de células escamosas.

Congelación de óvulos

Es posible extraer los óvulos no fertilizados para almacenarlos congelados y usarlos más adelante. Este procedimiento también se conoce como preservación de ovocitos.

Subrogación

Si tiene embriones u óvulos congelados (ovocitos), puede considerar recurrir a un vientre subrogado. Un vientre subrogado (por lo general, de una familiar o amiga) se ofrece voluntariamente para que se inserten los embriones en el útero. Esta persona lleva el embarazo y da a luz.

Para obtener más información sobre la preservación de la fertilidad, consulte *NCCN Guidelines for Patients: Cáncer en adultos jóvenes* en NCCN.org/patientguidelines y en la aplicación NCCN Patient Guides for Cancer.

Estudios de vejiga e intestino

Es posible que su profesional médico quiera examinar los órganos cercanos, como la vejiga y el intestino, para detectar signos de cáncer. Si se deben realizar estos estudios, es posible que se le administre anestesia general. Esto significa que estará completamente sedada y no se dará cuenta de que se está realizando el procedimiento. Estos se conocen como exámenes bajo anestesia (EBA).

La cistoscopia es un procedimiento para observar el interior de la vejiga y otros órganos del tracto urinario. Se realiza con un instrumento hueco con una lupa en un extremo, llamado cistoscopio. El cistoscopio se inserta por la uretra y se dirige hasta la vejiga.

La proctoscopia es un procedimiento para observar el interior del ano y el recto. Se realiza con un instrumento delgado y tubular con una luz y una lupa llamado proctoscopio.

Si se observan zonas anormales o sospechosas durante la cistoscopia o la proctoscopia, se extraerán muestras de tejido para su análisis (biopsia).

Plan de tratamiento oncológico

Su equipo de atención médica

En el tratamiento del cáncer de cuello de útero, suele participar un equipo de expertos, como un oncólogo ginecólogo, un médico oncólogo y un radiooncólogo.

Su oncólogo ginecólogo es un experto en cirugía y quimioterapia para cánceres del aparato reproductivo femenino. Un médico oncólogo es experto en el tratamiento del cáncer con terapias sistémicas (medicamentos), como la quimioterapia. Un radiooncólogo es experto en el uso de la radioterapia para tratar el cáncer.

Otros profesionales de atención médica a quienes suele consultar también pueden formar parte de su equipo. Pueden ayudarla a expresarle al equipo cómo se siente con respecto al tratamiento. El tratamiento de otros problemas de salud puede mejorar si conocen su atención oncológica y participan en ella.

Tratamiento del cáncer

A menudo, hay más de una opción, que incluyen los ensayos clínicos. En los ensayos clínicos, se estudia la seguridad y la eficacia de los tratamientos en investigación. El tratamiento que usted y su equipo de atención médica acuerden debe describirse en el plan de tratamiento, junto con los efectos secundarios conocidos.

Tenga en cuenta que su plan de tratamiento puede cambiar. Los estudios pueden aportar nueva información. La eficacia del tratamiento podría cambiar el plan, o puede que usted cambie de opinión con respecto al tratamiento. Cualquiera de estos cambios podría requerir que se elabore un nuevo plan de tratamiento.

Si fuma o vapea, pida ayuda para dejar de hacerlo

Si fuma o vapea, es importante que deje este hábito. Fumar puede limitar los efectos del tratamiento del cáncer. Fumar o vapear también pueden aumentar el riesgo de tener problemas pulmonares durante la quimioterapia o posteriormente. También aumenta las posibilidades de padecer otros cánceres.

La nicotina es la sustancia química que se encuentra en el tabaco y que hace que quiera seguir fumando. La abstinencia de la nicotina es un reto para la mayoría de las personas que fuman. El estrés de tener cáncer puede dificultar aún más el dejar de fumar. Si fuma, pregunte a su equipo de atención sobre los recursos y programas que ofrecen ayuda para dejar de fumar.

Para obtener ayuda en línea, consulte estos sitios web:

- SmokeFree.gov
- BeTobaccoFree.gov
- CDC.gov/tobacco

Control del estrés y los síntomas

La ansiedad y la depresión son frecuentes en las personas con cáncer. En su centro oncológico, encontrará asesores oncológicos, trabajadores sociales y otros profesionales que pueden ayudarla. Entre la ayuda que puede recibir, están los grupos de apoyo, la psicoterapia, la actividad física, pasar tiempo con seres queridos o ciertos medicamentos.

Es posible que no tenga trabajo o no pueda ir a trabajar durante el tratamiento. Quizás tenga un seguro de salud modesto o no cuente con uno. Hable con su equipo de tratamiento sobre los problemas con el trabajo, el seguro o las finanzas. En el plan de tratamiento, se incluirá información para ayudarla a gestionar los costos de su atención.

Consulte más información en *NCCN Guidelines for Patients: Malestar emocional durante el tratamiento del cáncer* en NCCN.org/patientguidelines y en la aplicación NCCN Patient Guides for Cancer.

Tratamiento complementario

Los tratamientos complementarios buscan aliviar los síntomas de cáncer o los efectos secundarios del tratamiento oncológico. Pueden ayudar a aliviar el malestar y mejorar la calidad de vida. Los tratamientos complementarios se pueden dar solos o en combinación con el tratamiento oncológico.

Puntos clave

- El cáncer de cuello de útero se diagnostica con mayor frecuencia mediante una biopsia de cuello uterino. Se extraen muestras de tejido del cuello uterino y se analizan para detectar displasia y cáncer.
- Puede que se realice una biopsia de cono para reunir más información después de una biopsia de cuello uterino o para tratar el cáncer de cuello de útero en estadio temprano. Consiste en extirpar una porción en forma de cono del cuello uterino.
- Los análisis de sangre proporcionan información útil sobre su salud general y el estado del hígado, los riñones y otros órganos antes del tratamiento.
- El diagnóstico por imágenes ayuda a determinar la extensión del cáncer antes del tratamiento. Las imágenes iniciales pueden incluir una TC, una RM, una TEP o una ecografía transvaginal.
- Puede que deba realizarse una cistoscopia o una proctoscopia bajo anestesia para detectar signos de cáncer en la vejiga y el intestino.
- Dejar de fumar puede llevar a mejores resultados en el tratamiento del cáncer. Podrá solicitar ayuda cuando se sienta lista para dejar de fumar.

Preguntas para hacer

- ¿Qué estudios de diagnóstico por imágenes necesito?
- ¿Cuáles son las alternativas más recientes para ayudarme a dejar de fumar?
- ¿Qué opciones tengo para preservar mi fertilidad?

3
Estadificación

18 Estadios del cáncer de cuello de útero

28 Puntos clave

28 Preguntas para hacer

Los resultados de los estudios de diagnóstico por imágenes y otras pruebas se usan para determinar el estadio (extensión) del cáncer. Sus opciones de tratamiento dependerán del estadio del cáncer.

Para estadificar el cáncer de cuello de útero, se usa el sistema de la International Federation of Gynecology and Obstetrics (FIGO). Existen cuatro estadios principales en el sistema de la FIGO: I (1), II (2), III (3) y IV (4). Los estadios se dividen en subestadios que tienen letras y también pueden tener un número.

La siguiente información se usa para estadificar el cáncer en el sistema de la FIGO:

- El tamaño o la extensión/profundidad del tumor.
- Si algún ganglio linfático tiene cáncer.
- Si el cáncer se ha extendido a órganos cercanos, como la vejiga o el recto.
- Si el cáncer se ha extendido (metástasis) a órganos distantes, como el hígado, los pulmones o los huesos.

Estadios del cáncer de cuello de útero

Los estadios se explican e ilustran en las siguientes páginas. Si el cáncer crece o se extiende, el estadio no cambia.

En general, las personas con cáncer en estadios más tempranos tienen mejores resultados, pero no siempre. A algunas personas les irá mejor de lo esperado para su estadio, y a otras les irá peor.

¡Cuéntenos qué opina!

Tómese un momento para completar una encuesta en línea sobre NCCN Guidelines for Patients.
NCCN.org/patients/response

Cáncer de cuello de útero en estadio 1A

El cáncer mide 5 milímetros (mm) o menos. Este tamaño es similar al de la goma de borrar de un lápiz.

- **Los cánceres de 3 mm o menos son del estadio 1A1.**
- **Los cánceres entre 3 mm y 5 mm son del estadio 1A2.**

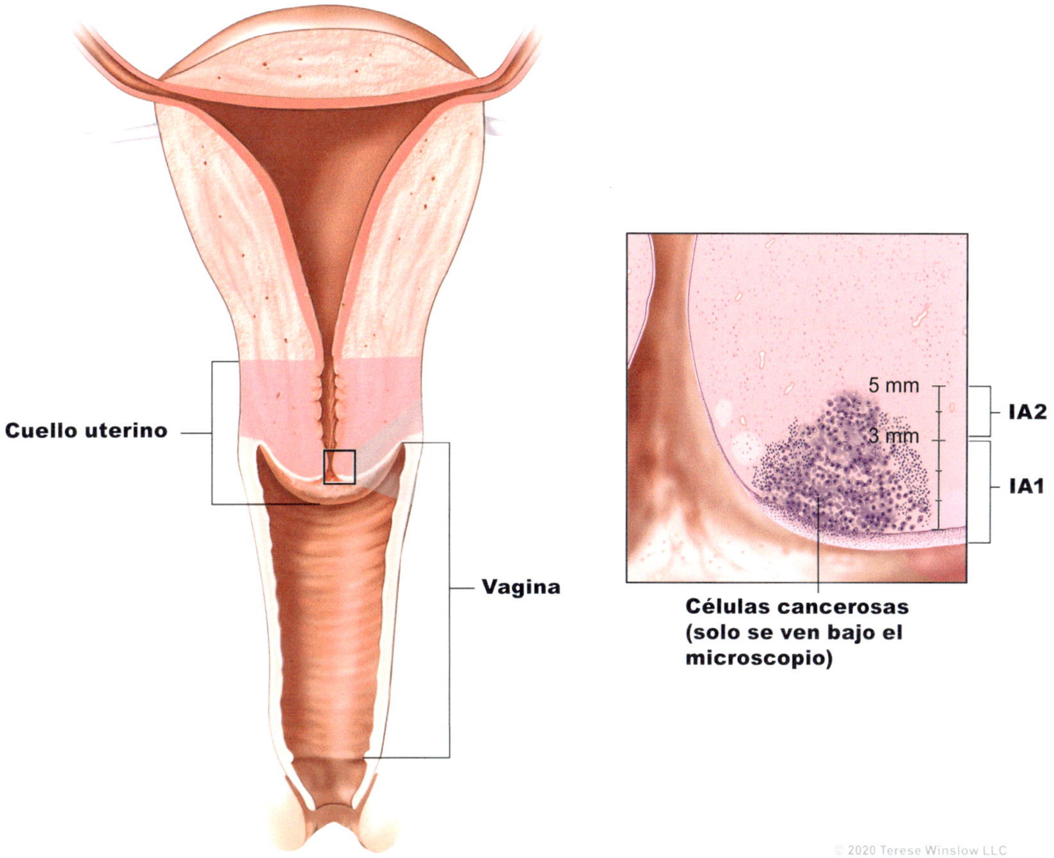

Cáncer de cuello de útero en estadio 1B1

El cáncer mide más de 5 mm pero menos de 2 centímetros (cm).

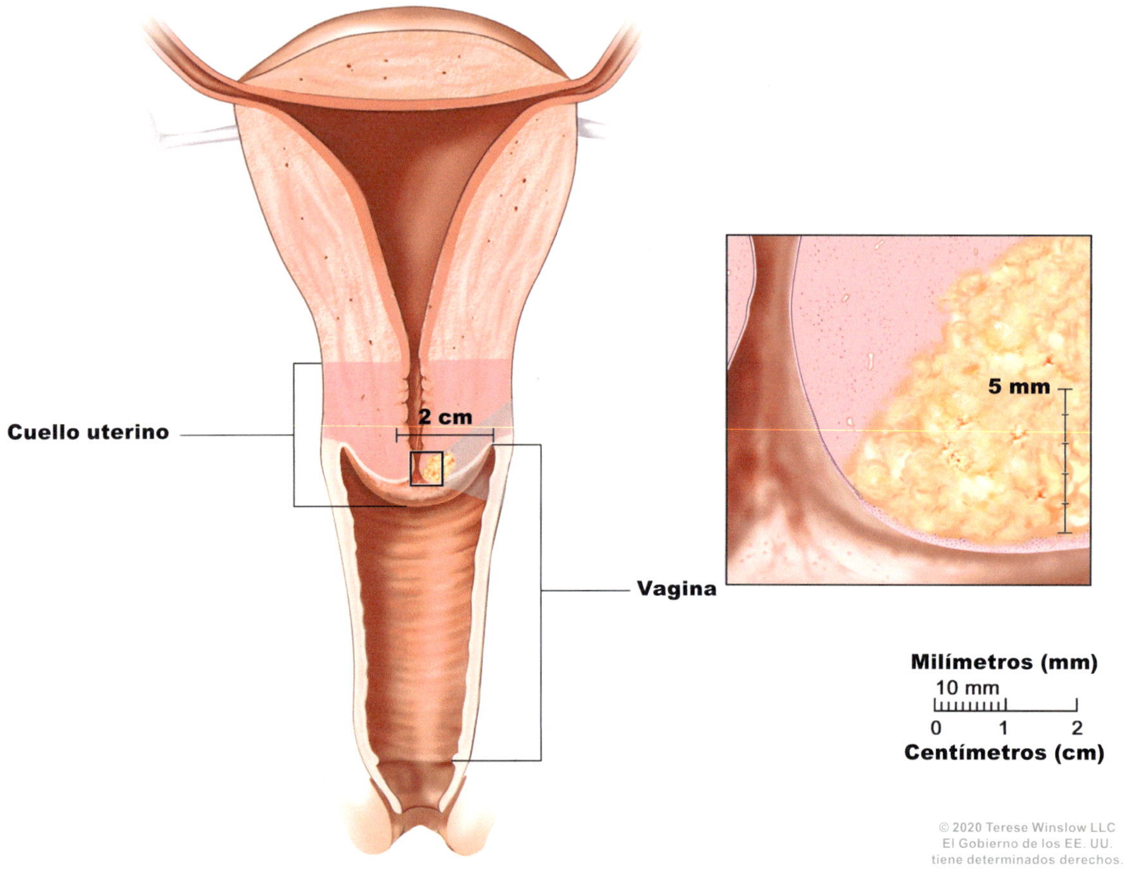

Cáncer de cuello de útero en estadio 1B2 y 1B3

El cáncer solo se encuentra en el cuello uterino. En el estadio 1B2, el cáncer mide entre 2 y 4 cm. En el estadio 1B3, el cáncer mide más de 4 cm.

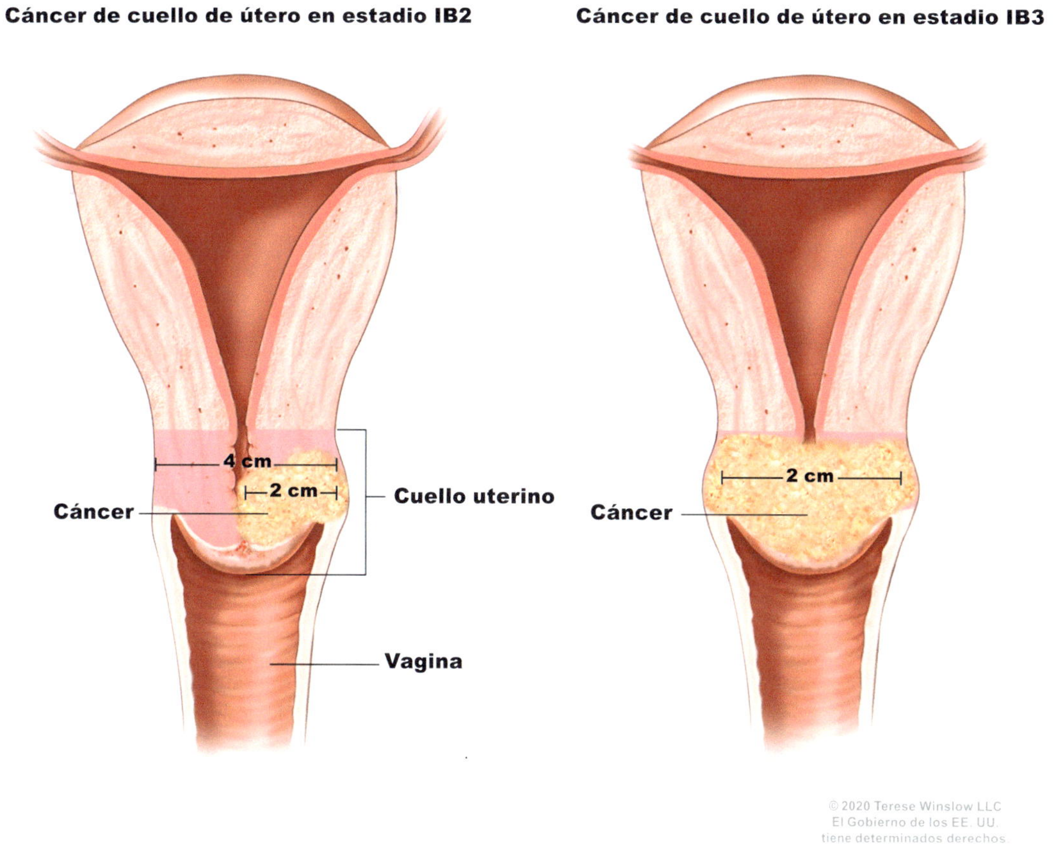

Cáncer de cuello de útero en estadio 2

El cáncer se ha extendido más allá del cuello uterino. Si el cáncer se ha extendido hacia la parte superior de la vagina, el estadio es 2A. Los cánceres en estadio 2A1 miden 4 cm o menos. Los cánceres en estadio 2A2 miden más de 4 cm. El cáncer en estadio 2B se ha extendido al parametrio. El parametrio es el tejido adiposo y conjuntivo que rodea el cuello uterino y el útero.

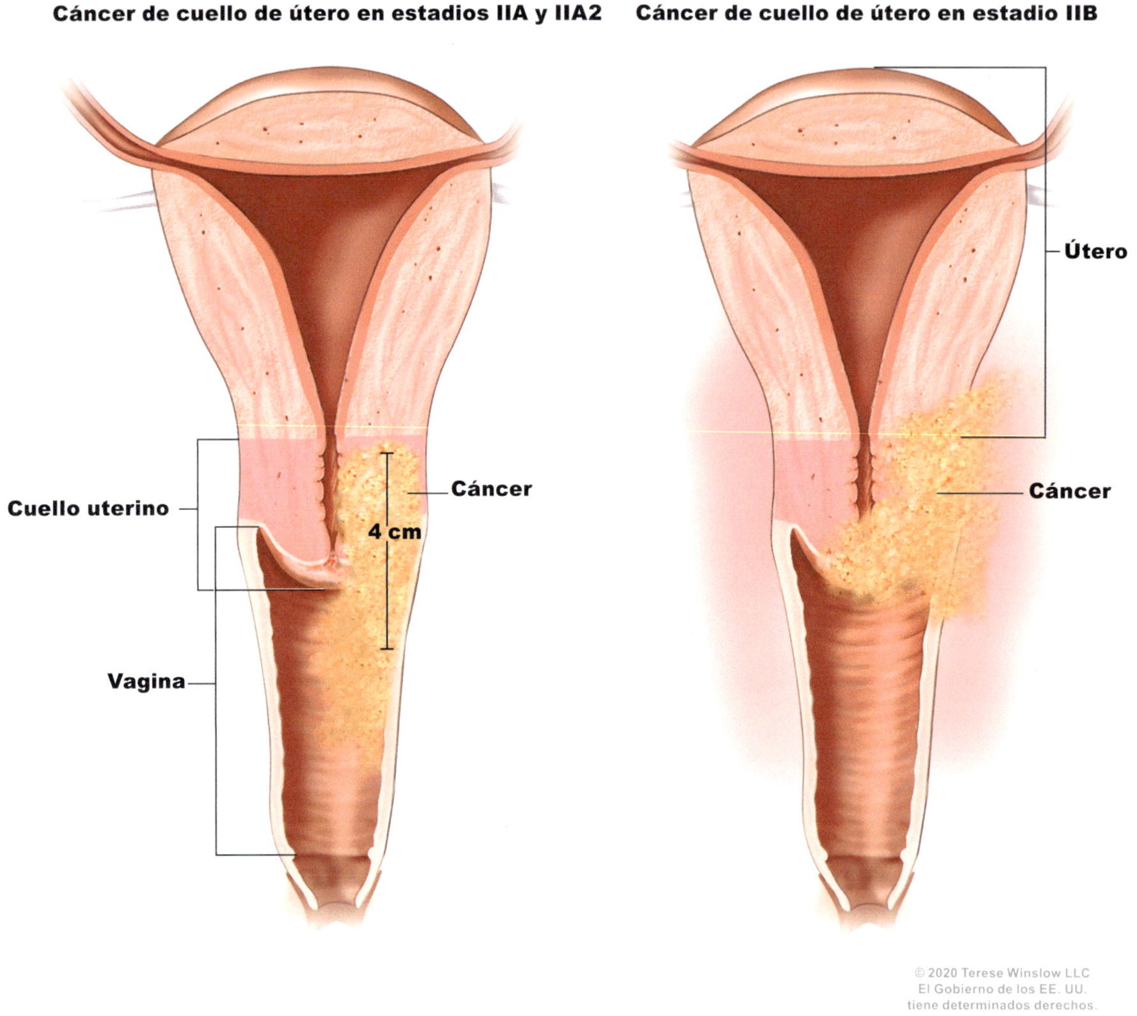

Cáncer de cuello de útero en estadio 3A

El cáncer se ha extendido hacia el tercio inferior de la vagina.

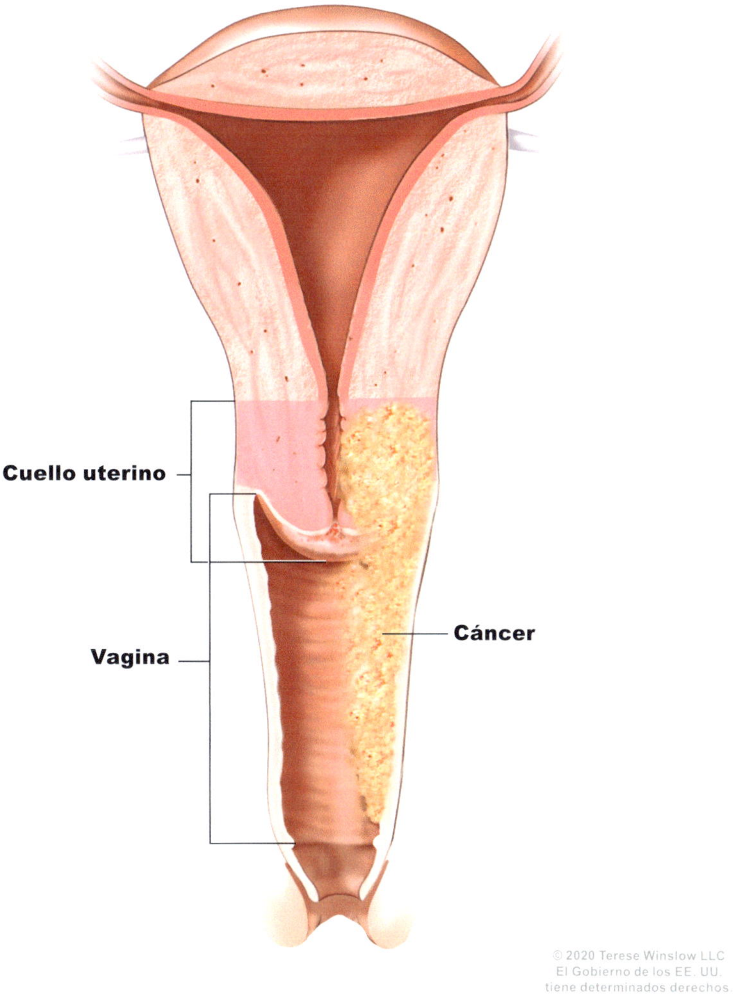

Cáncer de cuello de útero en estadio 3B

El cáncer se ha extendido hacia la pared pélvica o ha causado inflamación o insuficiencia renal.

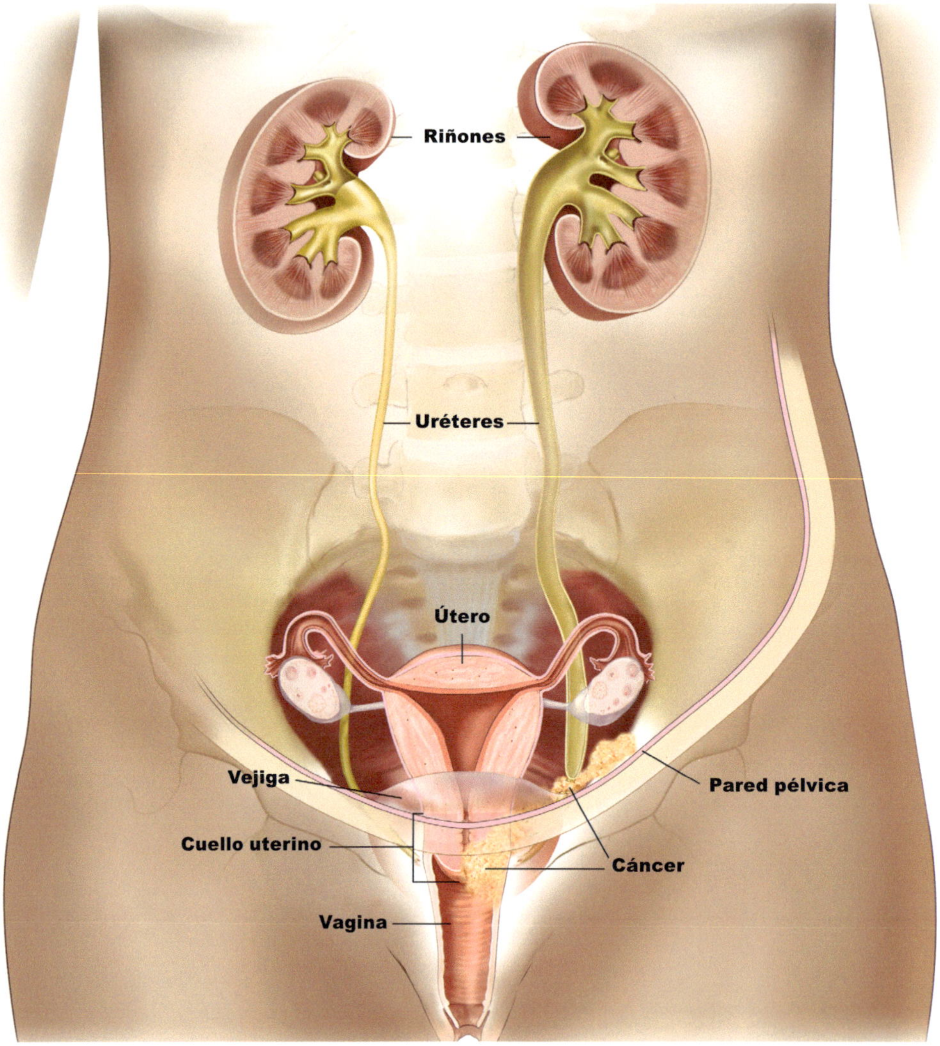

Cáncer de cuello de útero en estadio 3C

Hay cáncer en los ganglios linfáticos cercanos al cuello uterino (ganglios linfáticos pélvicos) o en los ganglios linfáticos del abdomen, llamados ganglios linfáticos paraaórticos.

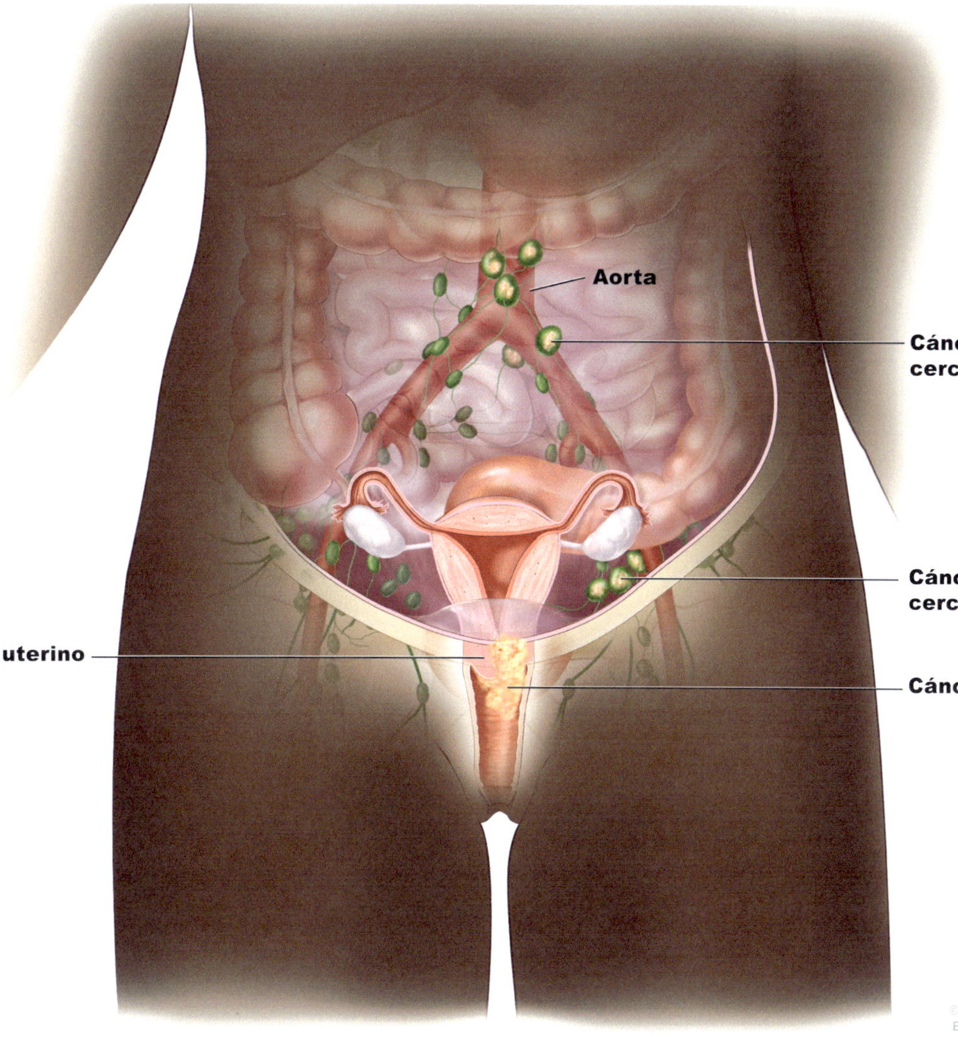

Cáncer de cuello de útero en estadio 4A

El cáncer se ha extendido a órganos cercanos, como la vejiga o el recto.

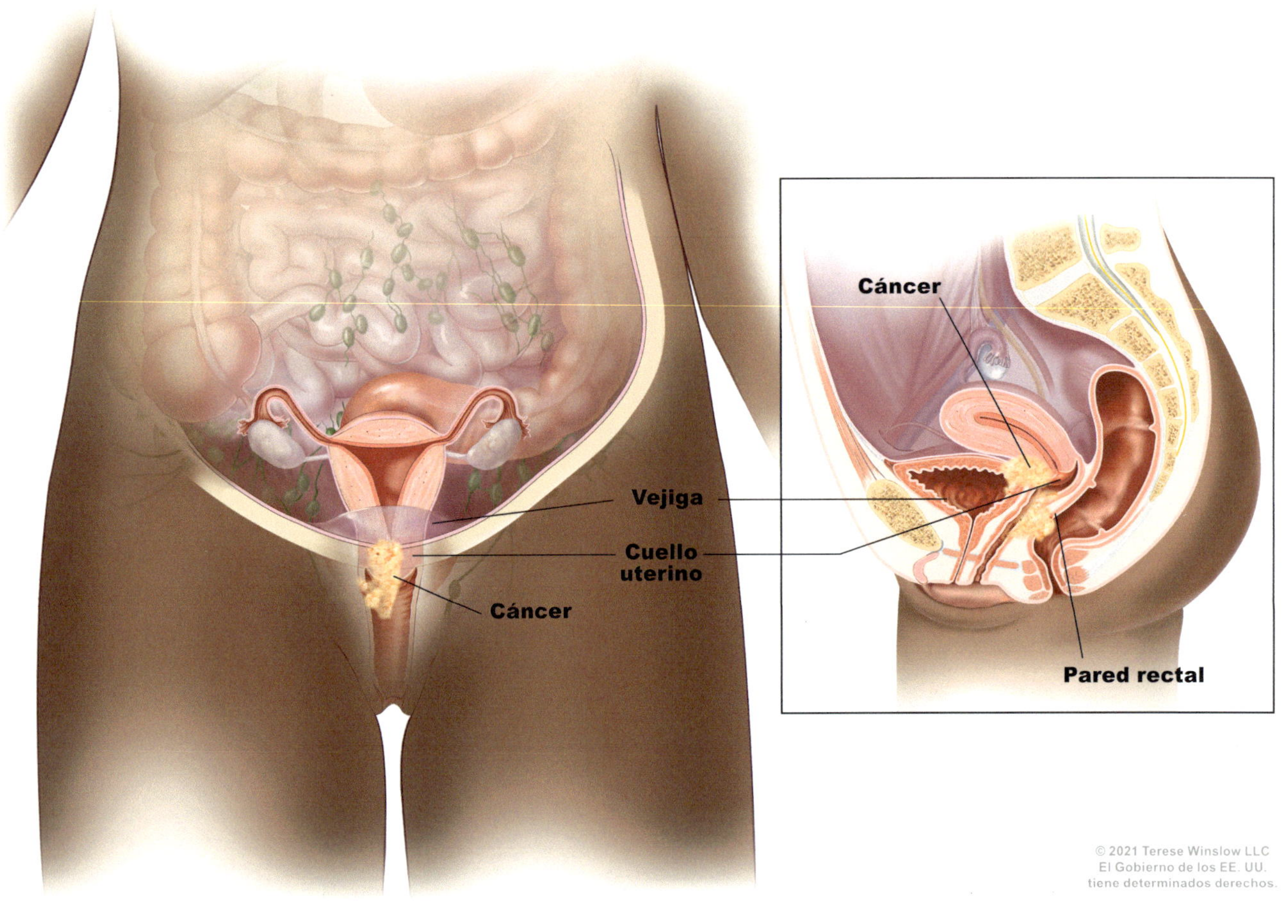

Cáncer de cuello de útero en estadio 4B

El cáncer es metastásico. Se ha extendido al hígado, los pulmones, el abdomen, los huesos o a otras zonas o ganglios linfáticos distantes.

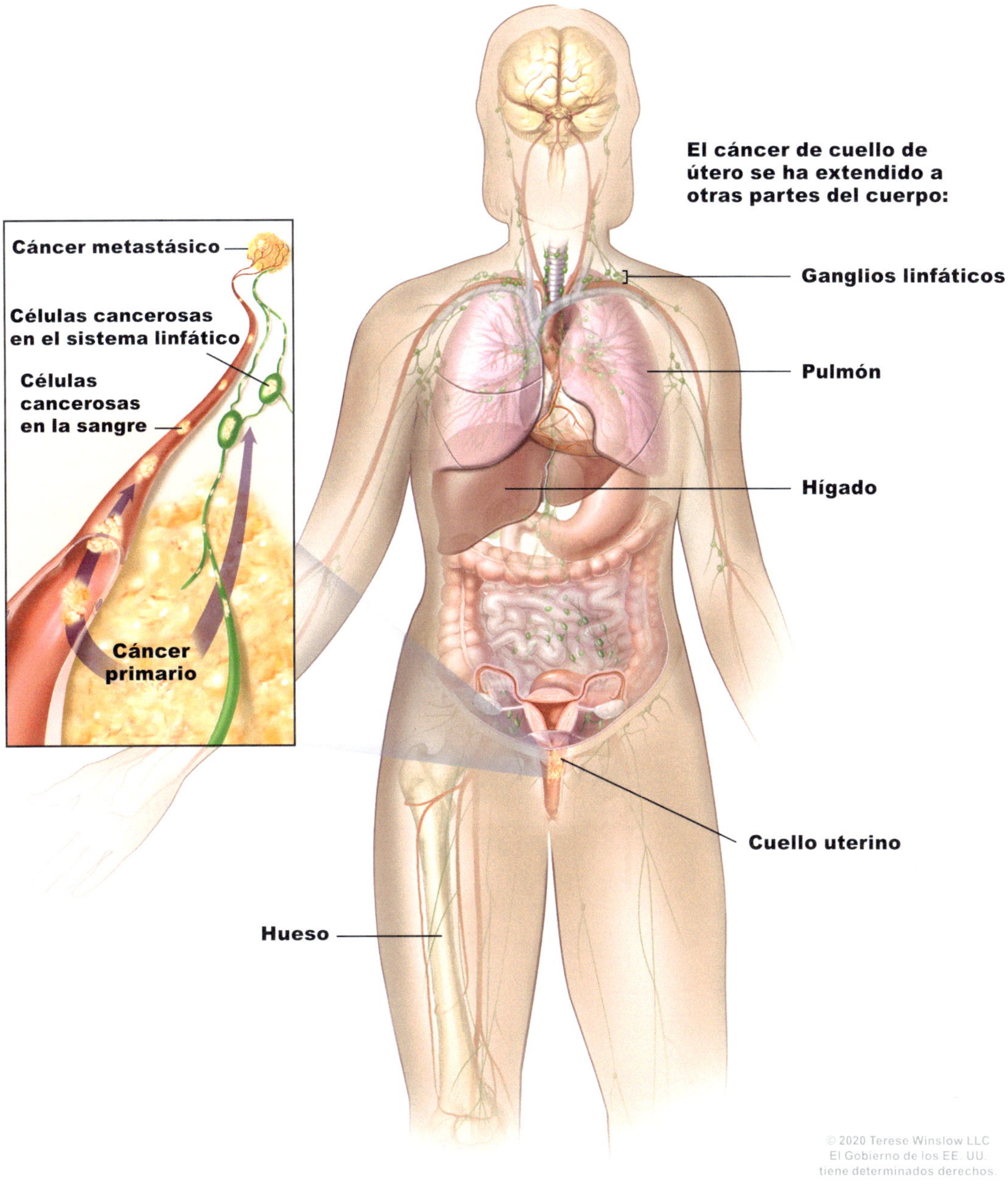

Puntos clave

- El estadio es una clasificación de la extensión del cáncer antes de recibir tratamiento. Se usa para determinar las opciones de tratamiento.
- Para estadificar el cáncer de cuello de útero, se usa el sistema de la International Federation of Gynecology and Obstetrics (FIGO). Existen 4 estadios principales en el sistema de la FIGO: I (1), II (2), III (3) y IV (4).

Preguntas para hacer

- ¿En qué estadio se encuentra el cáncer?
- Si el cáncer se extiende, ¿el estadio cambia?

4

Tipos de tratamiento

30 Cirugía

32 Radioterapia de haz externo

33 Quimiorradiación

33 Braquiterapia

35 Tratamiento sistémico

35 Ensayos clínicos

37 Puntos clave

37 Preguntas para hacer

En este capítulo, se describen los principales tratamientos para el cáncer de cuello de útero. Sus opciones de tratamiento dependerán de la extensión del cáncer y otros factores.

Cirugía

En la mayoría de los casos, la cirugía del cáncer de cuello de útero implica la extirpación completa del cuello uterino. La extirpación de solo una parte puede ser una opción en los estadios más tempranos del cáncer de cuello de útero.

Si bien la extirpación del cuello uterino a veces se puede realizar a través de la vagina, suele ser necesario realizar una incisión (corte) larga en el abdomen. Cuando se realiza a través del abdomen, el abordaje se conoce como laparotomía.

La cirugía mínimamente invasiva (también llamada laparoscópica) implica realizar solo unos pocos cortes pequeños en el cuerpo. Por lo general, causa menos dolor y deja menos cicatrices en comparación con la cirugía que requiere un corte más grande en el abdomen. El tiempo de recuperación también suele ser más corto.

Biopsia de cono

La biopsia de cono implica la extirpación de una sección en forma de cono del cuello uterino que incluye tejido tanto del ectocérvix como del endocérvix. Es una opción de tratamiento recomendada para algunos cánceres de cuello de útero pequeños. Consulte el *Capítulo 2: Estudios para detectar el cáncer de cuello de útero* para obtener más información sobre la biopsia de cono.

Cervicectomía

La cervicectomía es una cirugía para preservar la fertilidad que extirpa el cuello uterino y, en ocasiones, otros tejidos.

En una cervicectomía simple, solo se extirpa el cuello uterino. En una cervicectomía radical, también se extirpan aproximadamente 2 centímetros (un poco menos de una pulgada) de tejido vaginal. Ambos tipos pueden realizarse por la vagina o el abdomen.

El útero y los ovarios no se extirpan durante la cervicectomía, lo que permite la posibilidad de un embarazo natural en el futuro.

Histerectomía

La histerectomía es una cirugía para extirpar el útero (incluso el cuello uterino). Según el tipo de histerectomía realizada, también se pueden extirpar otros tejidos cercanos.

En la **histerectomía tipo A (simple)**, se extirpa solo el útero (incluso el cuello uterino). Se realiza con mayor frecuencia en los casos de cáncer de cuello de útero en estadios muy tempranos. La histerectomía tipo A puede realizarse a través de la vagina, el abdomen o mediante un abordaje mínimamente invasivo.

En la **histerectomía radical tipo B**, se extirpan el útero (incluso el cuello uterino), parte del tejido conectivo que sostiene al cuello uterino y aproximadamente media pulgada o menos de la vagina. La histerectomía radical modificada se realiza a través del abdomen.

En la **histerectomía radical tipo C1**, se extirpan el útero (incluso el cuello uterino), gran parte del tejido conectivo que sostiene al cuello uterino y la tercera o cuarta parte superior de la vagina. La histerectomía radical se realiza a través del abdomen.

Existen otras diferencias entre estos procedimientos. Si se prevé realizar una cirugía, su cirujano le explicará el procedimiento recomendado en detalle.

¿Me extirparán los ovarios?

Es posible que los ovarios se extirpen o no durante la histerectomía. En pacientes en etapa premenopáusica, la cirugía para extirpar los ovarios produce una caída repentina de estrógenos en el organismo. Esto se llama menopausia quirúrgica.

Los síntomas incluyen sofocos, problemas para dormir, sudores nocturnos, aumento de peso y cambios de humor. También es común que el revestimiento de la vagina se vuelva delgado, seco e inflamado. Esto se denomina atrofia vaginal.

Los riesgos a largo plazo de no tener suficiente estrógeno incluyen enfermedades cardíacas y debilitamiento de los huesos (osteoporosis). Si se está considerando una histerectomía, pregunte a su profesional médico los beneficios y riesgos de conservar los ovarios.

Control de ganglios linfáticos para detectar cáncer

Los ganglios linfáticos son glándulas con forma de frijol que ayudan al cuerpo a combatir infecciones y enfermedades. Durante la cirugía de cáncer de cuello de útero, es posible que se extirpen los ganglios linfáticos para estudiarlos a fin de detectar cáncer. Esto se denomina disección de ganglios linfáticos o linfadenectomía.

El estudio de los ganglios extirpados ayuda a determinar la extensión (propagación) del cáncer. La extirpación de los ganglios linfáticos también puede ayudar a limitar la extensión de células cancerosas a través de la linfa.

Los ganglios linfáticos más cercanos al cuello uterino son los ganglios pélvicos. Generalmente, el cáncer de cuello uterino se extiende primero a estos ganglios. En algunos casos, también se extirpan los ganglios linfáticos del abdomen, llamados ganglios paraaórticos.

Para identificar y extirpar los ganglios linfáticos con más probabilidades de tener cáncer, se puede realizar una biopsia de ganglio linfático centinela. Esto consiste en inyectar un medio de contraste especial o una sustancia radiactiva en el cuello uterino cerca de la zona con cáncer. Con una cámara especial, es posible ver los ganglios linfáticos que tienen el medio de contraste o la sustancia. Estos son los ganglios centinela.

Estadificación antes de la cirugía

Por lo general, la histerectomía no es el primer tratamiento para los cánceres de cuello de útero más avanzados. Por lo tanto, para saber cuánto se ha extendido el cáncer, se pueden extirpar los ganglios linfáticos de la pelvis o el abdomen y analizarlos antes de administrar cualquier tratamiento. Al poder determinar si los ganglios linfáticos tienen cáncer, su profesional médico puede ofrecer las recomendaciones más pertinentes para su atención.

Generalmente, se utiliza un enfoque mínimamente invasivo para acceder y extirpar los ganglios linfáticos. Esto se llama estadificación quirúrgica por laparoscopía.

Radioterapia de haz externo

La radioterapia utiliza ondas de alta energía similares a los rayos X para destruir las células cancerosas. En la radioterapia de haz externo (RTHE), una máquina de gran tamaño dirige la radiación hacia el lugar del cáncer. La radiación atraviesa la piel y otros tejidos para llegar al tumor y los ganglios linfáticos cercanos. La RTHE se administra en pequeñas dosis, denominadas fracciones.

Para tratar el cáncer de cuello de útero, suele administrarse un tipo avanzado de RTHE denominado radioterapia de intensidad modulada (RTIM). La RTIM permite dirigir una dosis alta de radiación al tumor y, al mismo tiempo, limitar la cantidad que llega al tejido normal circundante. Con la RTIM, es posible reducir la radiación a órganos y estructuras cercanos importantes, como el intestino, la vejiga, los genitales externos y las articulaciones de la cadera. Esto puede ayudar a reducir los efectos secundarios relacionados con el tratamiento.

La radioterapia estereotáctica corporal (RTEC) es un tipo altamente especializado de RTHE que se utiliza para tratar el cáncer de cuello de útero metastásico. Se administran altas dosis de radiación a los tumores en el hígado, los pulmones o los huesos mediante haces muy precisos. El tratamiento suele administrarse en 5 sesiones o menos.

Los efectos secundarios comunes durante las 5 a 6 semanas de RTHE incluyen fatiga, enrojecimiento e irritación de la piel, diarrea, náuseas y micción frecuente o dolorosa. La mayoría de estos efectos secundarios aparecen lentamente durante el tratamiento y disminuyen de forma gradual posteriormente.

Menopausia precoz

Cuando los ovarios se ven afectados por el campo de radiación, se produce una menopausia prematura (temprana). Los síntomas son similares a los de la menopausia quirúrgica, como se describió anteriormente.

Radioterapia de haz externo

Un equipo grande dirige la radiación hacia el tumor y atraviesa la piel y otros tejidos para alcanzarlo.

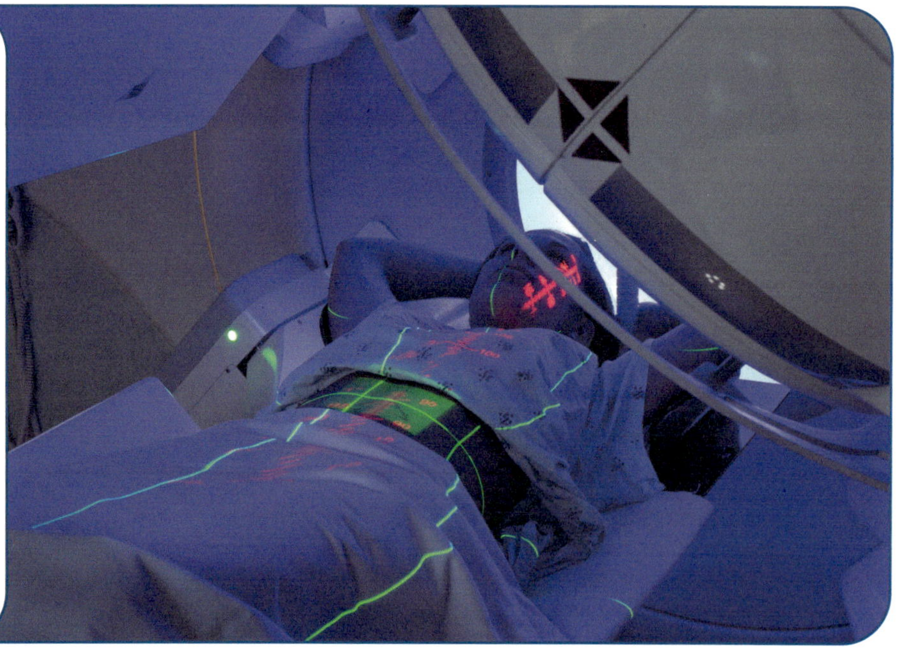

La transposición ovárica es una cirugía que desplaza uno o ambos ovarios fuera del alcance del haz de radiación. Este procedimiento puede ser una opción si ya se encuentra en la premenopausia y el cáncer es un carcinoma de células escamosas (el tipo más común de cáncer de cuello de útero).

De lo contrario, su profesional médico podría sugerir el uso de tratamiento hormonal para la menopausia (THM) después de finalizar la radioterapia. El tratamiento hormonal para la menopausia ayuda a disminuir algunos de los efectos secundarios de la menopausia inducida por radiación. Este enfoque solía llamarse tratamiento de reemplazo hormonal o TRH. Consulte el *Capítulo 7: Supervivencia* para obtener más información.

La radioterapia para el cáncer de cuello de útero también puede tener efectos secundarios a largo plazo y graves sobre la fertilidad, la salud sexual y la función de los intestinos y la vejiga.

Qué esperar

Antes de iniciar la RTHE, es necesario realizar una sesión de planificación, denominada simulación. Primero se la colocará en posición de tratamiento. Se le pedirá que se coloque boca arriba y que permanezca muy quieta. Es posible que le coloquen un soporte para ayudarla a permanecer quieta durante las sesiones de radiación.

Se obtendrán imágenes de las zonas del cáncer con una exploración por TC. Con la ayuda de las imágenes de la TC y un sofisticado software informático, su radiooncólogo elaborará un plan de tratamiento. En el plan, se especificarán las dosis de radiación y la cantidad de sesiones que necesitará.

Pasarán varios días entre la simulación y el inicio de las sesiones de tratamiento. Esto permite contar con suficiente tiempo para planificar el tratamiento, calcular la dosis y verificar su calidad de forma cuidadosa.

Durante el tratamiento, estará acostada sobre una camilla en la misma posición en la que estuvo durante la simulación. Pueden utilizarse dispositivos para impedir que se mueva. Esto ayuda a atacar el tumor. Las marcas de tinta (tatuajes) en la piel ayudarán a posicionar el cuerpo con precisión para los tratamientos diarios. Un técnico manejará la máquina desde una sala contigua. Este profesional podrá verla, oírla y hablar con usted en todo momento. No verá, oirá ni sentirá la radiación. La sesión puede durar menos de 10 minutos.

Quimiorradiación

La RTHE y la quimioterapia suelen realizarse juntas durante el mismo período para tratar el cáncer de cuello de útero. Esta estrategia de tratamiento se llama quimiorradiación. La quimiorradiación se recomienda para la mayoría de los cánceres de cuello de útero localmente avanzados. Estos cánceres se extendieron más allá del cuello uterino, pero no se propagaron al hígado, los pulmones ni los huesos.

Como parte de la quimiorradiación, se suelen realizar 5 sesiones de tratamiento de RTHE por semana de 5 a 6 semanas. La quimioterapia con cisplatino se administra generalmente en ciclos de 7 días (una vez por semana) durante este período. Junto con la quimioterapia, también se puede administrar un tratamiento de inmunoterapia llamado pembrolizumab (Keytruda).

Braquiterapia

También conocida como radioterapia interna, la braquiterapia consiste en el tratamiento con material radiactivo que se coloca dentro del cuerpo. La braquiterapia permite dirigir una dosis alta de radiación al tumor y, al mismo tiempo, limitar la cantidad de radiación sobre el tejido normal circundante.

Durante la braquiterapia, se colocan instrumentos en el cuello uterino, el útero y la vagina. Luego, se introduce un material radiactivo por los instrumentos colocados en el cuerpo. Este método se conoce como braquiterapia intracavitaria. En ocasiones, se colocan otros instrumentos (catéteres o tubos huecos delgados) en el tumor o en los tejidos junto a este (braquiterapia intersticial).

En el tratamiento del cáncer de cuello de útero, la braquiterapia intracavitaria es la más utilizada. La braquiterapia intersticial es una técnica especializada que se utiliza para cánceres más avanzados que afectan el parametrio. Suele realizarse en centros oncológicos con experiencia en este método.

La braquiterapia para tratar el cáncer de cuello de útero puede administrarse en ráfagas cortas, lo que se denomina braquiterapia de alta tasa de dosis (HDR), o en ráfagas largas, lo que se denominada braquiterapia de baja tasa de dosis (LDR). Actualmente, la mayoría de los centros utilizan braquiterapia de HDR. El tratamiento suele administrarse de 3 a 5 sesiones durante 2 semanas.

Para aquellos que reciben tratamiento principalmente con radioterapia y tratamiento sistémico, se coloca en el útero un dispositivo llamado aplicador a través de la vagina. Para la braquiterapia de HDR, se suele utilizar un aplicador de tipo “tándem y anillo”. El tándem es un tubo largo y delgado que se extiende hasta el útero. El anillo es un círculo hueco que permanece en la vagina presionando contra el cuello uterino. Un aplicador de tipo “tándem y ovoide” utiliza cápsulas huecas y redondas en lugar de un anillo. El procedimiento suele requerir anestesia general o una sedación profunda, especialmente para la primera colocación del aplicador.

El aplicador se coloca alineado con el tejido que se debe tratar. Con frecuencia, se utiliza una técnica de diagnóstico por imágenes (RM o TC) para guiar la colocación del aplicador. Estas imágenes se utilizan para diseñar el plan de tratamiento de braquiterapia. El aplicador se conecta a una máquina de braquiterapia. Una fuente de radiación viaja desde la máquina a través de los tubos huecos hasta el aplicador. El tratamiento dura aproximadamente 10 minutos.

En ocasiones, la braquiterapia se administra como ciclos durante el transcurso de unos pocos días. En este caso, los instrumentos se colocan y se dejan en el cuerpo hasta que se hayan administrado todos los ciclos (1 o 2 días). Deberá permanecer en cama hasta que finalice el tratamiento para que los instrumentos no se muevan.

La braquiterapia suele iniciarse en la última semana o inmediatamente después de completar la RTHE. Al reducir el tamaño del tumor con RTHE en primer lugar, es posible colocar mejor los aplicadores de braquiterapia. El tratamiento con ambos tipos de radioterapia puede completarse en un plazo de 7 a 8 semanas.

Efectos secundarios

Los efectos secundarios de la braquiterapia son similares a los de la RTHE e incluyen los siguientes:

- Irritación de la piel cerca de la zona de tratamiento.
- Cansancio (fatiga).
- Dolor en la zona pélvica.
- Dificultad para orinar o dolor al orinar.
- Deposiciones más blandas o diarrea.
- Aumento del flujo vaginal.

Tratamiento sistémico

El tratamiento sistémico es el tratamiento con sustancias que circulan por el torrente sanguíneo y que alcanzan a las células de todo el organismo. La quimioterapia, el tratamiento dirigido y la inmunoterapia son tipos de tratamiento sistémico.

La quimioterapia con derivados del platino es el tratamiento sistémico más utilizado para el cáncer de cuello de útero. Generalmente, se prefiere el cisplatino, pero se puede administrar carboplatino en su lugar si es necesario. El tratamiento dirigido y la inmunoterapia son tipos más nuevos de tratamiento sistémico.

La mayoría de los tratamientos sistémicos se infunden lentamente en el torrente sanguíneo a través de una vena. Las infusiones sueles administrarse en ciclos con días de tratamiento seguidos de días de descanso. Esto permite que el cuerpo se recupere entre cada ciclo.

Los siguientes son algunos efectos secundarios comunes del tratamiento sistémico:

- Inapetencia
- Náuseas
- Vómitos
- Llagas en la boca
- Caída del cabello
- Fatiga
- Riesgo elevado de infección
- Sangrado o aparición de hematomas con facilidad
- Daños en los nervios (neuropatía)

El cisplatino puede dañar los riñones. Las personas con problemas de riñón podrían recibir un fármaco de quimioterapia diferente. El cisplatino también puede causar un pitido en los oídos y problemas o pérdida de audición.

Pida la lista de los efectos secundarios de cada tratamiento sistémico que reciba a su equipo de atención médica.

Ensayos clínicos

Un ensayo clínico es un tipo de estudio de investigación médica. Después de desarrollar y analizar en un laboratorio nuevas formas posibles de combatir el cáncer, es necesario estudiarlas en las personas.

Si en un ensayo clínico se determina que un fármaco, un dispositivo o un método de tratamiento es seguro y eficaz, es posible que lo apruebe la Administración de Alimentos y Medicamentos de los Estados Unidos (FDA).

Todas las personas con cáncer deben considerar atentamente todas las opciones de tratamiento que existen para tratar su tipo de cáncer, incluidos los tratamientos estándares y los ensayos clínicos. Converse con su médico para evaluar si tiene sentido participar en un ensayo clínico.

Fases

La mayoría de los ensayos clínicos sobre el cáncer se centran en el tratamiento y se realizan por fases.

- En los ensayos de **fase 1**, se estudian la seguridad y los efectos secundarios de un medicamento en investigación o un método de tratamiento.
- En los ensayos de **fase 2**, se evalúa el grado en que un fármaco o método actúa contra un tipo de cáncer específico.
- En los ensayos de **fase 3**, se evalúa el fármaco o el método en comparación con el tratamiento estándar. Si los resultados son buenos, puede ser aprobado por la FDA.

- En los ensayos de **fase 4** , se estudian la seguridad y el beneficio de un tratamiento aprobado por la FDA.

¿Quién puede inscribirse?

Depende de las normas del ensayo clínico, denominadas criterios de elegibilidad. Las reglas pueden referirse a la edad, el tipo y el estadio del cáncer, los antecedentes de tratamiento o el estado de salud general. Estos garantizan que los participantes se asemejen en formas específicas y que el ensayo sea lo más seguro posible para los participantes.

Consentimiento informado

Un equipo de investigación administra los ensayos clínicos. Este grupo de expertos revisará el estudio con usted en detalle, incluidos el propósito, y los riesgos y beneficios de participar. Toda esta información también se proporciona en un formulario de consentimiento informado. Lea el formulario detenidamente y haga preguntas antes de firmarlo. Tómese el tiempo que necesite para conversar con personas de su confianza. Tenga en cuenta que puede dejar el ensayo clínico y recibir un tratamiento fuera del ensayo clínico en cualquier momento.

¿Recibiré un placebo?

Los placebos (versiones inactivas de medicamentos reales) casi nunca se usan solos en los ensayos clínicos sobre el cáncer. Es común recibir el placebo con el tratamiento habitual o el fármaco nuevo con el tratamiento estándar. Antes de inscribirse, se le informará, verbalmente y por escrito, si el ensayo clínico tiene previsto el uso de un placebo.

¿Los ensayos clínicos son gratuitos?

No tiene que pagar nada para inscribirse en un ensayo clínico. El patrocinador del estudio paga los costos relacionados con la investigación, incluido el fármaco del estudio. Pero es posible que tenga que pagar otros servicios, como transporte o servicios de cuidado infantil, debido a las consultas adicionales. Durante el ensayo, continuará recibiendo la atención habitual contra el cáncer. Este tipo de atención a menudo está cubierta por el seguro.

Dónde buscar ensayos clínicos

En los Estados Unidos

Centros oncológicos de NCCN
NCCN.org/cancercenters

The National Cancer Institute (NCI)
cancer.gov/about-cancer/treatment/clinical-trials/search

En el mundo

The U.S. National Library of Medicine (NLM)
clinicaltrials.gov

¿Necesita ayuda para buscar un ensayo clínico?

Servicio de Información de Cáncer (Cancer Information Service, CIS) del NCI
+1 800.4.CANCER (+1 800.422.6237)
cancer.gov/contact

Puntos clave

- La histerectomía es una cirugía que extirpa el útero, incluso el cuello uterino. También se puede extirpar parte de la vagina y el tejido conectivo cervical. Los ovarios se pueden extirpar o dejar en su lugar. Su extirpación provoca una menopausia precoz.
- La cervicectomía es una cirugía en la que extirpa el cuello uterino. Es un tipo de cirugía con conservación de la fertilidad. También se puede extirpar la parte superior de la vagina.
- La radioterapia utiliza rayos X de alta energía para destruir las células cancerosas. En la RTHE, una máquina de gran tamaño dirige la radiación hacia la zona donde hay cáncer.
- La braquiterapia consiste en un tratamiento con material radiactivo que se coloca en el cuerpo. Administra una dosis alta de radiación directamente en el tumor.
- La quimioterapia con derivados del platino es el tratamiento sistémico más utilizado para el cáncer de cuello de útero.
- La RTHE y la quimioterapia con derivados de platino que se administran durante el mismo período constituyen una estrategia de tratamiento denominada quimiorradiación.
- Los ensayos clínicos permiten acceder a tratamientos en investigación que, con el tiempo, podrían ser aprobados por la FDA.

Preguntas para hacer

- ¿Cuáles son los efectos secundarios del tratamiento sistémico?
- ¿Cuáles son los efectos secundarios de la braquiterapia y la RTHE?
- ¿Debería considerar un ensayo clínico?

5

Tratamiento para los tipos comunes

39 Tratamiento con conservación de la fertilidad

41 Cáncer en estadio temprano

43 Cáncer localmente avanzado

44 Vigilancia

46 Recidiva

48 Cáncer metastásico

51 Puntos clave

51 Preguntas para hacer

En este capítulo, se presentan las opciones de tratamiento recomendadas para los tipos más comunes de cáncer de cuello de útero. Por lo general, la cirugía se recomienda para los cánceres en estadio temprano, mientras que la mayoría de los casos de cáncer localmente avanzado se tratan con quimiorradiación.

Esta sección se aplica a los siguientes tipos de cáncer de cuello de útero:

- Carcinoma de células escamosas
- Adenocarcinoma
- Carcinoma adenoescamoso

El tratamiento se basa en el estadio del cáncer. El estadio describe qué tan lejos se ha extendido el cáncer (probablemente) según los estudios de diagnóstico por imágenes y otras pruebas.

Un factor de riesgo que determina el tratamiento del cáncer de cuello de útero es la presencia de células cancerosas en los vasos sanguíneos o linfáticos cercanos al tumor. Esto se denomina **invasión del espacio linfovascular (IELV)**. Los cánceres con IELV tienen más probabilidades de extenderse a los ganglios linfáticos cercanos. La extirpación y el análisis de los ganglios linfáticos cercanos a la zona con cáncer formarán parte de su atención médica.

Tratamiento con conservación de la fertilidad

El tratamiento quirúrgico para el cáncer de cuello de útero en estadio temprano suele incluir una histerectomía. Después de la extirpación del útero, no es posible quedar embarazada. Si el cáncer no se ha extendido más allá del cuello uterino, el tratamiento con conservación de la fertilidad puede ser una opción (si se desea).

Se trata de una cirugía que no implica extirpar el útero ni los ovarios, lo que le permite quedar embarazada de forma natural en el futuro. Si está considerando un tratamiento con conservación de la fertilidad, consulte a su profesional médico sobre la opinión de un endocrinólogo especializado en reproducción. Son médicos especializados en fertilidad.

Tenga en cuenta que no se recomienda un enfoque con conservación de la fertilidad para algunos tipos poco comunes de cáncer de cuello de útero.

Estadio 1A1

Se recomienda la biopsia de cono para cánceres en estadio 1A1 **sin IELV conocida**. Si los resultados son buenos, el tratamiento ha finalizado. Si los resultados sugieren que el cáncer no se extirpó por completo, es posible que se le realice otra biopsia de cono o que su profesional médico le recomiende una cervicectomía.

Para los cánceres en estadio 1A1 **con IELV**, se recomienda el tratamiento con biopsia de cono o cervicectomía radical. También se extirparán y analizarán los ganglios linfáticos de la pelvis.

Estadio 1A2

La biopsia de cono es una opción para algunos cánceres en estadio 1A2 pequeños (que no midan más de 2 cm) **sin IELV** que también cumplen otros criterios de bajo riesgo.

También se extirparán y analizarán los ganglios linfáticos de la pelvis.

Para los cánceres en estadio 1A2 **con IELV**, se recomienda el tratamiento con biopsia de cono o cervicectomía radical. También se extirparán y analizarán los ganglios linfáticos de la pelvis.

Estadio 1B1

La biopsia de cono es una opción para algunos cánceres en estadio 1B1 pequeños (que no midan más de 2 cm) sin IELV que también cumplen otros criterios de bajo riesgo. También se extirparán y analizarán los ganglios linfáticos de la pelvis.

Para los cánceres en estadio 1B1 que no cumplen con los requisitos de la biopsia de cono, se recomienda la cervicectomía radical. También se extirparán y analizarán los ganglios linfáticos de la pelvis y, posiblemente, del abdomen.

Estadio 1B2

Como la mayoría de las investigaciones sobre la cirugía con conservación de la fertilidad se aplican a tumores más pequeños, no suele realizarse para los cánceres en estadio 1B2. Generalmente, se prefiere la cirugía abdominal.

Resultados de la cirugía y próximos pasos

Si no se detecta cáncer en los ganglios linfáticos ni en los tejidos fuera del cuello uterino que se extirparon, la opción más adecuada es la RTHE.

Su profesional médico considerará el tamaño del tumor, la presencia de IELV y otros factores para decidir si la RTHE es una buena opción en su caso. Si no necesita radioterapia, comenzará la observación. Si se prevé administrar radiación, se podría administrar quimioterapia con platino durante el mismo período. Esto se llama quimiorradiación.

Si se detecta cáncer en alguno de los ganglios linfáticos extirpados durante la cirugía o en el tejido fuera del cuello uterino, se recomienda la quimiorradiación. Además de la quimiorradiación, puede administrarse la braquiterapia vaginal.

Tratamiento con conservación de la fertilidad

El tratamiento con conservación de la fertilidad puede ser una opción, si lo desea, para algunos cánceres en estadio 1. Se trata de una cirugía que no implica extirpar el útero ni los ovarios, lo que le permite quedar embarazada de forma natural en el futuro.

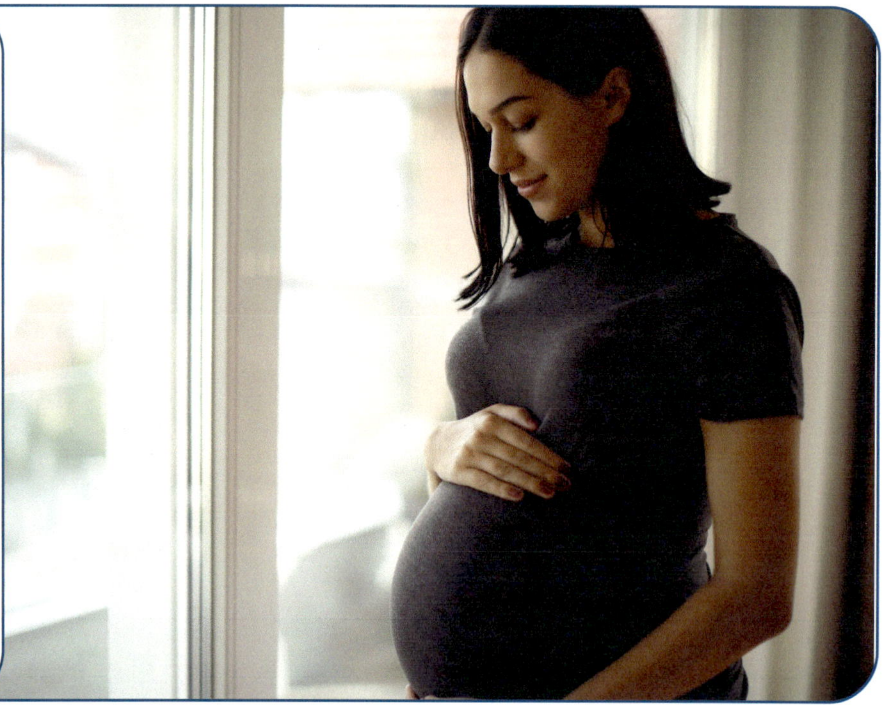

Cáncer en estadio temprano

En esta sección, se describe el tratamiento **sin conservación de la fertilidad** para tratar lo siguiente:

- Cánceres que solo se encuentran en el cuello uterino (estadio 1).
- Cánceres que se extendieron a la parte superior de la vagina (estadio 2A).

Estadio 1A1

Los cánceres en estadio 1A1 generalmente se diagnostican mediante la biopsia de cono. **Si no se detecta cáncer ni precáncer** en los márgenes (bordes) del tejido extirpado, el próximo paso recomendado es una histerectomía tipo A. En el caso de cáncer con IELV, se extirparán los ganglios linfáticos cercanos durante la cirugía y se analizarán.

Si no es candidata para la cirugía, se recomiendan los siguientes pasos:

- Observación (para cánceres sin IELV).
- RTHE y braquiterapia (para cánceres con IELV).

Si se detecta cáncer o precáncer en los márgenes del tejido extirpado durante la biopsia de cono, es posible que se realice otra biopsia de cono para confirmar el estadio. Si se encuentran células precancerosas (también llamadas displasia) en los márgenes de esta biopsia, se recomienda una histerectomía tipo A.

Si se encuentran células cancerosas (también llamadas carcinoma), se recomienda una histerectomía radical tipo B. En ambas cirugías, se extirparán los ganglios linfáticos cercanos. Según los resultados de la cirugía, es posible que necesite más tratamiento. Consulte la siguiente página para obtener información.

Si no es candidata para la cirugía, se recomiendan los siguientes pasos:

- Braquiterapia y, quizás, también RTHE (para cánceres sin IELV).
- Braquiterapia y RTHE (para cánceres con IELV).

Estadios 1A2 y 1B1

Para **cánceres de bajo riesgo**, se recomienda una histerectomía tipo A. El cirujano extirpará los ganglios linfáticos cercanos durante la cirugía. Las siguientes son las características de los cánceres de bajo riesgo:

- **No se detecta IELV.**
- No se encuentra cáncer en los márgenes de la biopsia de cono.
- El tumor es un tipo común de cáncer de cuello de útero.
- El tumor mide 2 cm o menos y no es muy profundo.
- No hay signos de que el cáncer se haya extendido por el cuerpo.

Para todos los demás cánceres en estadio 1A2 y 1B1, se recomienda una histerectomía radical tipo C1. Durante la cirugía, el cirujano extirpará los ganglios linfáticos de la pelvis y, quizás, del abdomen.

Si la cirugía no es una opción, se recomienda el tratamiento con RTHE y braquiterapia. También podría administrarse quimioterapia con platino durante el mismo período.

Estadios 1B2 y 2A1

Para los cánceres en estadios 1B2 y 2A1, se recomienda una histerectomía radical tipo C1. Durante la cirugía, el cirujano extirpará los ganglios linfáticos de la pelvis y, quizás, del abdomen.

Si la cirugía no es una opción, se recomienda el tratamiento con RTHE y braquiterapia. También podría administrarse quimioterapia con platino durante el mismo período.

Estadios 1B3 y 2A2

Estos pueden tratarse como cánceres en estadio temprano (con cirugía) o localmente avanzados (con quimiorradiación y braquiterapia). Si se prevé el tratamiento con quimiorradiación y braquiterapia, es posible que primero se administre la quimioterapia. Esto se llama quimioterapia de inducción.

Si se prevé realizar una cirugía, se recomienda una histerectomía radical tipo C1. El cirujano extirpará los ganglios linfáticos de la pelvis y, quizás, del abdomen.

¿Necesito más tratamiento?

Tras la cirugía, se determina el estadio patológico (quirúrgico) del cáncer mediante el examen del tejido extirpado.

La siguiente información se aplica a los estadios que se indican a continuación, según se determinen mediante la cirugía:

- Estadio 1
- Estadio 2A

Si mediante los estudios no se detecta cáncer en el tejido más allá del cuello uterino ni en los ganglios linfáticos extirpados durante la cirugía, es posible que aún necesite más tratamiento. La RTHE se recomienda para los casos de cáncer con factores de riesgo. Su profesional médico considerará el tamaño del tumor, la presencia de IELV y otros factores para determinar si la radioterapia es una buena opción en su caso.

Si se prevé realizar la RTHE, se podría administrar quimioterapia con platino durante el mismo período. Esto se llama quimiorradiación.

Si se detecta cáncer en alguno de los ganglios linfáticos o el tejido fuera del cuello uterino extirpados, se recomienda el tratamiento con quimiorradiación. La braquiterapia vaginal también se puede realizar además de la RTHE y quimioterapia con platino.

Cáncer localmente avanzado

El cáncer de cuello de útero que se expandió más allá del cuello uterino, pero que no se extendió al hígado, los pulmones ni los huesos, se describe como localmente avanzado. Los cánceres localmente avanzados no son metastásicos.

La información de esta sección se aplica a los siguientes estadios:

- Estadio 2B
- Estadio 3
- Estadio 4A

Control de ganglios linfáticos

Los cánceres localmente avanzados tienen más probabilidades de extenderse a los ganglios linfáticos que los cánceres en estadio temprano. Es posible que se le realicen otros estudios por imágenes para detectar los ganglios linfáticos con cáncer.

Otro enfoque consiste en extirpar quirúrgicamente y analizar los ganglios linfáticos antes de administrar cualquier tratamiento. Generalmente, se utiliza un método mínimamente invasivo para acceder y extirpar los ganglios linfáticos. Esto se llama estadificación quirúrgica.

Si se realiza una estadificación quirúrgica, generalmente se extirpan los ganglios linfáticos abdominales (ganglios paraaórticos). Es posible que se extirpen, o no, los ganglios linfáticos pélvicos.

Tratamiento

Para la mayoría de los cánceres de cuello de útero localmente avanzados, se recomienda el tratamiento con quimiorradiación y braquiterapia. Según el estadio del cáncer, también se puede administrar pembrolizumab (Keytruda) junto con la quimioterapia con platino que recibe para la quimiorradiación.

Antes de comenzar la quimiorradiación, es posible que reciba primero quimioterapia con carboplatino y paclitaxel combinados. Esto se llama quimioterapia de inducción.

Si se sabe o se sospecha que algún ganglio linfático abdominal tiene cáncer, la radiación se administrará en una zona de tratamiento más extensa que también incluya estos ganglios.

Es importante cuidarse durante el tratamiento contra el cáncer. Intente comer alimentos nutritivos, beber mucho líquido, hacer ejercicio y hacer actividades que la llenen de energía.

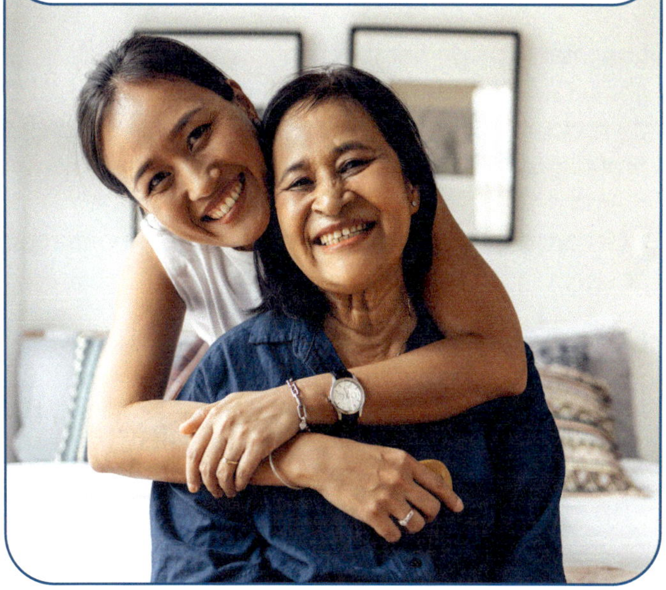

Vigilancia

Después de finalizar el tratamiento, se le realizarán estudios para detectar signos tempranos de posible recidiva. Esto se conoce como vigilancia. La siguiente información se aplica a la vigilancia de los tipos comunes de cáncer de cuello de útero y del carcinoma neuroendocrino de cuello uterino (CNCU) de células pequeñas.

Exámenes físicos

Los exámenes físicos realizados por su oncólogo son una parte importante de la vigilancia, especialmente durante los primeros 5 años después del tratamiento. En estas visitas de seguimiento, informe a su profesional médico sobre cualquier cambio en su salud. Dichos cambios incluyen síntomas nuevos o que empeoran, así como otras afecciones o inquietudes de salud.

Los plazos recomendados para estas visitas de seguimiento son los siguientes:

- **Años 1 y 2:** cada 3 a 6 meses.
- **Años 3, 4 y 5:** cada 6 a 12 meses.
- **Después del año 5:** una vez al año o según lo acordado con su profesional médico.

Los intervalos de tiempo se utilizan para considerar las diferencias en el riesgo individual de recidiva y las preferencias del paciente y del profesional médico. Las personas con mayor riesgo de recidiva pueden beneficiarse de exámenes más frecuentes que aquellas con menor riesgo.

Después del quinto año, las visitas se suelen realizar una vez al año. También, usted y su médico pueden acordar una planificación diferente después de analizar su riesgo personal de recidiva.

Diagnóstico por imágenes

Por lo general, no es necesario realizar estudios de diagnóstico por imágenes en intervalos regulares por mucho tiempo después del tratamiento. Suelen solicitarse si presenta síntomas nuevos o que empeoran, o si hay hallazgos que sugieren la recidiva o extensión. Los estudios de diagnóstico por imágenes de seguimiento se describen a continuación según el estadio del cáncer.

Estadio 1

Si recibió radioterapia o quimiorradiación después de un tratamiento sin conservación de la fertilidad, o si el cáncer está en estadio 1B3, es posible que le realicen una tomografía por emisión de positrones/tomografía computarizada con fluorodesoxiglucosa (FDG) (TEP/TC con FDG) de 3 a 6 meses después de finalizar el tratamiento. Generalmente, se explora la zona desde el cuello hasta la mitad del muslo.

Después del tratamiento con conservación de la fertilidad, es posible que le realicen una RM de la pelvis (con un medio de contraste) 6 meses después de la cirugía y, posteriormente, de forma anual durante 2 a 3 años.

Estadios 2, 3 y 4A

Se recomienda realizar estudios de diagnóstico por imágenes de 3 a 6 meses después del tratamiento para cánceres de cuello de útero en estadios 2, 3 y 4A. La opción preferida es TEP/TC con FDG, pero también se recomienda una TC con medio de contraste. Se explorará la zona desde el cuello hasta la mitad del muslo.

Otros estudios de diagnóstico por imágenes para estos estadios pueden incluir una RM pélvica (con y sin medio de contraste) de 3 a 6 meses después de finalizar el tratamiento.

Cáncer metastásico

Para el cáncer de cuello de útero en estadio 4B o recidivas a distancia, los estudios de diagnóstico por imágenes se utilizan principalmente para determinar qué tan bien responde el cáncer al tratamiento sistémico. Los estudios de diagnóstico por imágenes pueden incluir la TC, RM o TEP/TC.

Pruebas de Papanicolaou

Dependiendo del tipo de cirugía a la que se haya sometido (si se realizó una), puede que deba hacerse pruebas de Papanicolaou anuales después del tratamiento. La prueba de Papanicolaou es útil para detectar nuevas zonas de células anormales y precancerosas. No es tan eficaz para detectar cáncer de cuello de útero recidivante. La prueba de Papanicolaou también se conoce como citología cervical o vaginal.

Análisis de sangre

Si presenta síntomas o si un examen físico produce sospechas de una recidiva, su profesional médico podría solicitar análisis de sangre.

Además del hemograma completo (HC), las pruebas pueden medir los niveles de nitrógeno ureico en sangre (NUS) y creatinina. De este modo, se evalúa su función renal. También podrían solicitarse pruebas de función hepática.

Supervivencia

Además de las pruebas de vigilancia, las personas que han padecido cáncer necesitan otros cuidados. Esto incluye mantenerse alerta ante los síntomas de la recidiva del cáncer. Para obtener más información, consulte el capítulo de este recurso sobre supervivencia.

Recidiva

En esta sección, se describe el cáncer de cuello de útero que no mejora con el tratamiento (persistente) o que regresa después de recibirlo (recidiva). Si su profesional médico sospecha que hay recidiva según sus síntomas o un examen físico, se le realizarán estudios de diagnóstico por imágenes.

Si es necesario, la cirugía exploratoria puede ayudar a orientar las decisiones sobre el tratamiento. Esta es una cirugía para examinar el interior del cuerpo y determinar la extensión del cáncer.

Pruebas de biomarcadores

Los biomarcadores son características del cáncer que pueden ayudar a orientar su tratamiento. Muchos son mutaciones (cambios) en determinados genes.

Las pruebas de biomarcadores se recomiendan en todos los casos de cáncer de cuello de útero recurrente. Los resultados pueden utilizarse para determinar si puede participar en determinados ensayos clínicos y si puede beneficiarse de terapias dirigidas específicas.

Algunos profesionales médicos solicitan pruebas de biomarcadores al inicio del tratamiento. Otros esperan y las solicitan solo si el cáncer regresa o se extiende.

Siempre que sea posible, las pruebas deben realizarse a partir del tejido tumoral extirpado durante una biopsia o cirugía. De lo contrario, se puede analizar una muestra de sangre.

Se recomienda realizar una prueba de expresión de PD-L1 para todas las personas con cáncer de cuello de útero recurrente, progresivo o metastásico. Si el nivel de PD-L1 supera un valor de corte establecido, el cáncer se considera PD-L1 positivo.

Los biomarcadores que se enumeran a continuación son menos comunes en el cáncer de cuello de útero, pero aun así deben analizarse.

- HER2.
- Reparación de los errores de desajustes (MMR).
- Inestabilidad microsatelital (MSI).
- Carga mutacional tumoral (TMB).
- Fusión del gen *NTRK* (para pacientes con sarcoma cervical).
- Fusión del gen *RET.*

Cuando el cáncer reaparece en la pelvis

El cáncer de cuello de útero que solo reaparece en la pelvis se conoce como recurrencia local o regional. Si la zona no se ha tratado con radiación y el cáncer puede extirparse quirúrgicamente, generalmente se prefiere esta opción. Después de la cirugía, se recomiendan la RTHE y el tratamiento sistémico. También se puede realizar la braquiterapia.

Si la zona ya se ha tratado con radiación y ya no es una opción, se enumeran a continuación las posibles opciones de tratamiento. Las mejores opciones para su caso dependerán de la ubicación específica del nuevo crecimiento de cáncer en la pelvis.

- Cirugía de exenteración pélvica.
- Histerectomía radical.
- Braquiterapia.
- RTHE individualizada y posible tratamiento sistémico.
- Tratamiento sistémico.
- Resección del nuevo crecimiento de cáncer.

La histerectomía radical y la braquiterapia solo suelen considerarse en algunas pacientes seleccionadas con especial atención. Los tratamientos complementarios siempre son una opción, ya sea que esté realizando un tratamiento o no.

Exenteración pélvica

La exenteración pélvica es una cirugía radical que consiste en extirpar todos los órganos restantes del aparato reproductor. Esto incluye el útero, las trompas de Falopio, los ovarios y la vagina. También se pueden extirpar órganos cercanos, como la vejiga, el recto y el ano. El objetivo es curar el cáncer con la extirpación de todos los órganos a los que se ha propagado o podría extenderse el cáncer.

Reconstrucción vaginal

Con frecuencia, es posible reconstruir la vagina después de una exenteración pélvica. Un cirujano puede crear una vagina artificial utilizando músculo de otra zona del cuerpo; por lo general, de un músculo de la parte inferior del abdomen llamado recto abdominal. Este procedimiento a veces se denomina reconstrucción con colgajo muscular.

Cuando se extirpa la vejiga

Si se extirpan la vejiga o los órganos que intervienen en la función intestinal, generalmente se realiza una derivación. Las derivaciones son procedimientos quirúrgicos que desvían (redirigen) la orina y las heces a nuevas aberturas por donde salen del cuerpo.

Con un conducto ileal (incontinente), tras extirpar la vejiga, el cirujano creará un nuevo tubo a partir de una sección de intestino (íleon). Este tubo permitirá el drenaje de los riñones. La orina saldrá del cuerpo a través de una pequeña abertura llamada estoma. Una pequeña bolsa desechable adherida al abdomen recoge la orina. Esto se denomina bolsa de ostomía. La bolsa se mantiene pegada al cuerpo con la ayuda de una parte adhesiva llamada "oblea". La oblea se adhiere a la piel y actúa como una barrera hermética.

Otra forma de redirigir la orina tras la extirpación de la vejiga es mediante una derivación urinaria continente. También llamada vejiga artificial o "bolsa de Indiana", este método utiliza un segmento de intestino para crear una bolsa que contenga la orina. La bolsa tiene un canal por el que pasa la orina que la conecta con la pared abdominal.

Se realiza un estoma en la pared abdominal en la ubicación del reservorio. A veces, puede hacerse en el ombligo, lo que lo hace mucho menos perceptible. Para drenar la orina, se inserta un catéter en el reservorio varias veces al día. La ventaja de la vejiga artificial es que no se necesita una bolsa de ostomía.

Cuando se extirpa el recto

Si se extirpa el recto, se puede realizar una colostomía permanente. La colostomía conecta el colon restante con la parte exterior del abdomen. Las heces salen del cuerpo a través del estoma y se depositan en una bolsa adherida a la piel.

En algunos casos, el colon restante puede conectarse a lo que queda del recto o el ano. En este caso, es posible que no se requiera una colostomía permanente y se pueda conservar una función intestinal casi normal. Sin embargo, si se extirpa el ano, siempre se requerirá una colostomía permanente.

Cuando se extirpan el intestino y la vejiga

Si se necesita una derivación urinaria y fecal, a veces se utiliza una colostomía húmeda de doble cañón (DBWC). En esta técnica, la orina y las heces se mantienen separadas hasta que salen del cuerpo a través del mismo estoma (abertura). Este método puede tener menos fugas en comparación con las derivaciones urinarias y fecales separadas.

Cáncer metastásico

El cáncer de cuello de útero que no se diagnostica a tiempo o que no se trata suele extenderse al hígado, los pulmones o los huesos. Si esto ocurre, el cáncer se describe como metastásico.

Si el cáncer ya había hecho metástasis al momento de su detección, se encuentra en estadio 4B. Si el cáncer regresa y hace metástasis después del tratamiento, se denomina recidiva a distancia. La información de esta sección se aplica a ambos casos.

El tratamiento sistémico ayuda a limitar el crecimiento del tumor y evitar que se siga extendiendo. La elección del mejor tratamiento sistémico para usted comienza con la prueba de biomarcadores (si aún no se ha realizado). El hecho de que el cáncer tenga el biomarcador PD-L1 juega un papel clave en la selección de un régimen de primera línea. **Consulte la Guía 1.**

Si no puede recibir ninguno de los regímenes preferidos, existen otros regímenes de primera línea recomendados.

Tratamientos locales

Los tratamientos locales suelen ser una opción para tratar o controlar el cáncer metastásico, ya sea solos o con un tratamiento sistémico. Estos métodos eliminan o destruyen el nuevo crecimiento del cáncer en la zona donde se forma. La resección (cirugía), la radioterapia externa y las terapias ablativas son tipos de tratamientos locales.

Los tratamientos ablativos destruyen las zonas con cáncer que tienen poco daño y el tejido circundante. Suele administrarse mediante una sonda o electrodo que se coloca directamente en el tumor o junto a él.

La radioterapia estereotáctica corporal (RTEC) es un tipo de radioterapia altamente especializada que puede utilizarse para tratar tumores en el hígado, los pulmones o los huesos. Solo se necesitan unas pocas sesiones de tratamiento.

Guía 1
Regímenes de primera línea preferidos* para el cáncer de cuello de útero recidivante o metastásico

Régimen preferido para tumores PD-L1 positivos	Pembrolizumab (Keytruda) + cisplatino (o carboplatino) + paclitaxel Este régimen también puede incluir bevacizumab, un tratamiento biológico diseñado para combinarse con quimioterapia
Régimen preferido para otros tipos de tumores	• Cisplatino (o carboplatino) + paclitaxel + bevacizumab • Atezolizumab (Tecentriq) + cisplatino (o carboplatino) + paclitaxel + bevacizumab

* Se ha demostrado que los regímenes preferidos funcionan mejor que otros regímenes recomendados. También pueden ser más seguros.

Segunda línea o posterior

Si el tratamiento de primera línea no funciona bien o deja de funcionar, puede cambiar a un régimen de segunda línea. Actualmente, son dos las opciones preferidas:

- Tisotumab vedotin-tftb (Tivdak)
- Pembrolizumab (solo se prefiere para el cáncer con TMB-H, PD-L1 positivo o MSI-H/dMMR)

Si el cáncer presenta un biomarcador diferente, la inmunoterapia o el tratamiento dirigido pueden ser una opción. Los biomarcadores y sus tratamientos sistémicos relacionados se enumeran en la **Guía 2**.

También puede considerar la posibilidad de inscribirse en un ensayo clínico. Pregunte a su equipo de atención si hay algún ensayo clínico abierto al que pueda incorporarse.

Si se prevé administrar la inmunoterapia, consulte los *Efectos secundarios de la inmunoterapia de NCCN Guidelines for Patients: Inhibidores del punto de control inmunitario* en NCCN.org/patientguidelines y en la aplicación NCCN Patient Guides for Cancer.

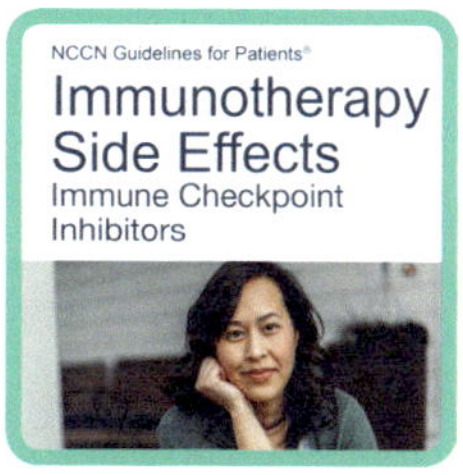

Guía 2
Biomarcadores y sus tratamientos relacionados

Biomarcador	Opciones de tratamientos dirigidos
PD-L1 positivo	• Nivolumab (Opdivo) • Tisotumab vedotin-tftv (Tivdak) + pembrolizumab (Keytruda)
HER2 positivo	Fam-trastuzumab deruxtecan-nxki (Enhertu)
Mutación de HER2	Neratinib (Nerlynx)
Fusión positiva del gen *RET*	Selpercatinib (Retevmo)
Fusión positiva del gen *NTRK*	• Larotrectinib (Vitrakvi) • Entrectinib (Rozlytrek) • Repotrectinib (Augtyro)

Tratamiento complementario

Los tratamientos complementarios están disponibles para todas las personas con cáncer de cuello de útero metastásico, independientemente de si está realizando un tratamiento. Este tipo de tratamiento se refiere a una variedad de cuidados y recursos que suelen necesitar las personas con cáncer metastásico. Los cuidados paliativos, el acceso a especialistas en el manejo del dolor y el apoyo emocional y espiritual son componentes del tratamiento complementario.

Dado que el cáncer metastásico no se puede curar, el objetivo principal de los tratamientos complementarios es hacer que se sienta más cómoda y ayudar a mantener el cáncer bajo control. Los tratamientos complementarios también pueden ayudarla a vivir más tiempo y a sentirse mejor en general. Cuando se utiliza en los cánceres avanzados, el tratamiento complementario a menudo se denomina cuidados paliativos.

Planificación anticipada de la atención

Hablar con su médico sobre su pronóstico puede ayudarle a planificar el tratamiento. Si no se puede controlar ni curar el cáncer, se puede elaborar un plan de atención para las etapas finales. Entre los beneficios de la planificación anticipada de la atención médica se incluyen los siguientes:

- Saber qué puede esperar.
- Aprovechar el tiempo que le quede.
- Reducir el estrés de los cuidadores.
- Garantizar que se cumplan sus deseos.
- Tener una mejor calidad de vida.

La planificación anticipada de la atención comienza con una conversación honesta entre usted y sus médicos. Tener una idea general de su pronóstico la ayudará a decidir en qué momento puede interrumpir el tratamiento, si es que lo hace.

Puntos clave

- El tratamiento para el cáncer de cuello de útero en estadio temprano suele implicar una histerectomía. Después de la cirugía, se puede administrar radioterapia de haz externo (RTHE) o quimiorradiación. Si no puede someterse a una cirugía, se recomiendan la RTHE y la braquiterapia.
- El tratamiento con conservación de la fertilidad puede ser una opción para algunos cánceres en estadio 1. Suele consistir en una biopsia de cono o una cervicectomía radical.
- En los cánceres localmente avanzados, se pueden realizar otros estudios de diagnóstico por imágenes o la estadificación quirúrgica para determinar si hay cáncer en los ganglios linfáticos. Para la mayoría de los cánceres de cuello de útero localmente avanzados, se recomienda el tratamiento con quimiorradiación y braquiterapia.
- La vigilancia posterior al tratamiento incluye exámenes físicos y mantenerse alerta ante síntomas de recidiva o extensión.
- Se recomienda realizar estudios de diagnóstico por imágenes de seguimiento de 3 a 6 meses después de terminar el tratamiento para cánceres en estadios 2, 3 o 4A. Posteriormente, se solicitarán estudios de diagnóstico por imágenes si presenta otros posibles signos de recidiva.
- Si no recibió tratamiento con RTHE, suele administrarse para tratar el cáncer que regresa a la pelvis. Si el cáncer no se puede tratar con radiación, la cirugía de exenteración pélvica puede ser una opción.
- En el cáncer metastásico, el tratamiento sistémico ayuda a limitar el crecimiento del tumor y evitar que se siga extendiendo. La prueba de biomarcadores ayuda a elegir los mejores regímenes para usted. Los tratamientos locales pueden realizarse para eliminar o destruir el nuevo crecimiento de cáncer.

Preguntas para hacer

- Si se planifica la cirugía, ¿cumplo con los requisitos para un tratamiento con conservación de la fertilidad?
- ¿Cuáles podrían ser los síntomas durante el tratamiento?
- ¿Qué probabilidades hay de que el cáncer regrese?
- ¿Se envió mi tumor para la prueba de biomarcadores? ¿Mi cáncer tiene algún biomarcador?

6

Tratamiento para el carcinoma neuroendocrino de cuello uterino

53 CNCU en estadio temprano
54 CNCU localmente avanzado
55 Recurrencia o extensión
56 Puntos clave
56 Preguntas para hacer

En este capítulo, se describen las opciones de tratamiento para un tipo poco frecuente de cáncer de cuello de útero llamado carcinoma neuroendocrino de cuello uterino (CNCU). El tratamiento suele incluir quimioterapia, radioterapia externa y braquiterapia. La cirugía puede ser una opción para los cánceres pequeños.

El tipo más común, el CNCU de células pequeñas, es el eje central de este capítulo. El tratamiento suele incluir quimioterapia, sola o como parte de la quimiorradiación. Los siguientes regímenes son los preferidos para la quimioterapia:

- Cisplatino y etopósido
- Carboplatino y etopósido

Si no puede recibir ninguno de estos, hay otras opciones recomendadas. Para la quimiorradiación, se prefieren el cisplatino y el etopósido. Si no puede recibir cisplatino, se puede administrar carboplatino.

Los tumores de CNCU pueden presentar células de tipos más comunes de cáncer de cuello de útero, incluso el carcinoma de células escamosas. En este caso, el cáncer se trata como un CNCU.

Si se inscribe en un ensayo clínico, puede recibir tratamiento y ayudar a los investigadores a aprender más sobre este cáncer poco frecuente. Pregunte a su equipo de atención médica si cumple los requisitos para participar en algún ensayo clínico en curso. Para obtener más información, consulte el final del *Capítulo 4: Tipos de tratamiento*.

CNCU en estadio temprano

El CNCU que no se ha extendido más allá del cuello uterino se encuentra en estadio 1. El tratamiento se basa en el tamaño del tumor.

Tumores de 4 cm o menos

Los cánceres en estadio 1A1 y 1B2 miden 4 cm o menos. Si puede someterse a una cirugía, se recomienda una histerectomía radical. Se extirparán y analizarán los ganglios linfáticos cercanos de la pelvis y, en ocasiones, del abdomen.

Después de la cirugía, se recomienda el tratamiento con quimioterapia o quimiorradiación.

El tratamiento con quimiorradiación y braquiterapia es una segunda opción para los tumores de 4 cm o menos. Al finalizar el tratamiento, su profesional médico podría recomendar más quimioterapia.

Tumores de más de 4 cm

Los tumores en el cuello uterino que miden más de 4 cm se encuentran en estadio 1B3. El plan de tratamiento preferido para estos tumores comienza con quimiorradiación y braquiterapia. Es posible que se indiquen más sesiones de quimioterapia.

Otra posibilidad es que se administre primero quimioterapia para intentar reducir el tamaño del cáncer. Si la quimioterapia funciona bien, el siguiente tratamiento podría ser la histerectomía radical. Si se somete a esta cirugía, es posible que se le administre posteriormente RTHE sola o quimiorradiación. Es posible que se indiquen más sesiones de quimioterapia.

Si no se realiza una histerectomía radical, el siguiente paso es el tratamiento con quimiorradiación y braquiterapia. Es posible que se indiquen más sesiones de quimioterapia.

CNCU localmente avanzado

El término "localmente avanzado" se utiliza para describir el cáncer de cuello de útero que se extendió más allá del útero, pero no se propagó al hígado, los pulmones ni los huesos. En estadios 2, 3 y 4A, los CNCU son localmente avanzados. Estos cánceres no son metastásicos.

Actualmente, se prefiere el tratamiento con quimiorradiación y braquiterapia para el CNCU localmente avanzado. Al finalizar estos tratamientos, es posible que reciba más quimioterapia con el mismo régimen.

Otra estrategia de tratamiento recomendada para el CNCU localmente avanzado es la quimioterapia inicial, seguida de quimiorradiación y braquiterapia.

Si el tratamiento inicial funciona bien, se iniciará la vigilancia. La vigilancia implica realizar pruebas para detectar signos tempranos de recidiva. La estrategia de vigilancia para los tipos más comunes de cáncer de cuello de útero también se recomienda para el CNCU.

Cáncer persistente

Si el cáncer no mejora con el tratamiento inicial, se describe como persistente.

El tratamiento sistémico suele ser la opción para el CNCU persistente. La cirugía de exenteración pélvica también puede ser una opción para evaluar con su profesional médico. Esta cirugía radical implica la extirpación de varios órganos de la pelvis. El objetivo es curar el cáncer mediante la extirpación de todos los órganos a los que se extendió o podría extenderse el cáncer.

Los tratamientos complementarios también son una opción y están disponibles para todos los pacientes con cáncer. Esta atención implica diversos recursos, como cuidados paliativos, acceso a especialistas en el manejo del dolor y apoyo emocional y espiritual.

El tratamiento habitual es la mejor manera que se conoce para tratar una enfermedad particular de acuerdo con los ensayos clínicos anteriores. Puede haber más de una pauta de tratamiento que se considere el tratamiento habitual. Pregúntele a su equipo de atención médica las opciones de tratamiento con las que cuenta y si podría participar de un ensayo clínico.

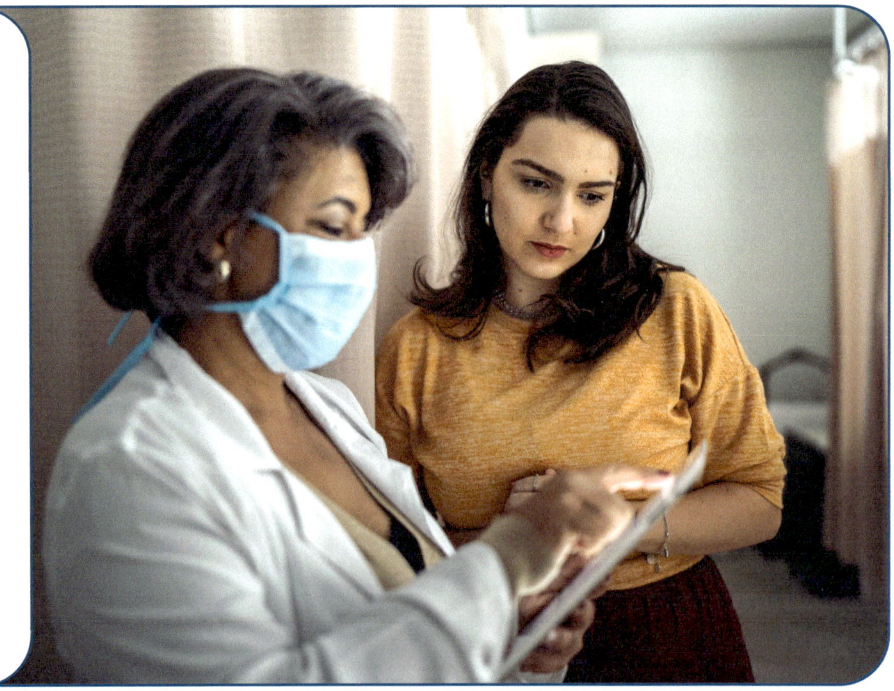

Recurrencia o extensión

Si el cáncer regresa a la misma zona después del tratamiento, el tratamiento sistémico y la cirugía de exenteración pélvica suelen ser opciones.

Si el cáncer se extiende al hígado, los pulmones o los huesos (metástasis), se recomienda el tratamiento sistémico para mantener el cáncer bajo control y prevenir una mayor extensión. Los regímenes de primera línea recomendados se enumeran en la **Guía 3**.

Guía 3
Regímenes de primera línea para el CNCU de células pequeñas recidivante o metastásico

Regímenes preferidos*	• Cisplatino y etopósido • Carboplatino y etopósido
Otras pautas recomendadas	• Cisplatino + etopósido + atezolizumab (Tecentriq) o durvalumab (Imfinzi) • Carboplatino + etopósido + atezolizumab o durvalumab • Topotecán + paclitaxel + bevacizumab • Cisplatino y paclitaxel • Carboplatino y paclitaxel (una opción si ha recibido tratamiento previo con cisplatino)

* Se ha demostrado que los regímenes preferidos funcionan mejor que otros regímenes recomendados. También pueden ser más seguros.

Puntos clave

- El carcinoma neuroendocrino de cuello uterino (CNCU) de células pequeñas es un tipo de cáncer de cuello de útero poco frecuente y, por lo general, de rápido crecimiento.
- El tratamiento para el CNCU suele incluir quimioterapia, radioterapia de haz externo (RTHE) y braquiterapia. La cirugía (junto con otros tratamientos) también puede ser una opción para el CNCU en estadio 1.
- Las opciones para tratar el CNCU persistente o recurrente que se presenta solo en la cavidad pélvica incluyen tratamiento sistémico y, posiblemente, cirugía de exenteración pélvica.
- Los tratamientos complementarios son una opción para todas las personas con CNCU. Hable con su equipo de atención médica sobre los recursos disponibles.
- Aún hay mucho que aprender sobre los cánceres poco frecuentes, como el CNCU de células pequeñas. Considere participar en un ensayo clínico para su tratamiento.

Preguntas para hacer

- ¿Reúno los requisitos para someterme a una cirugía?
- ¿Conoce algún ensayo clínico disponible para el que sea elegible?
- ¿Cuáles son los efectos secundarios de los regímenes de los tratamientos sistémicos preferidos?

7 Supervivencia

58 Permanecer alerta ante la recidiva o extensión

61 Hábitos saludables

62 Puntos clave

La supervivencia se enfoca en las cuestiones físicas, emocionales y financieras particulares de las personas que han padecido cáncer. La supervivencia comienza con el diagnóstico y continúa durante el tratamiento, la recidiva y el final de la vida.

Si nota alguno de estos síntomas, comuníquese con su médico de inmediato. No espere hasta su próxima visita programada.

Durante el tratamiento contra el cáncer y después de este, su profesional de atención primaria y su oncólogo trabajarán juntos para asegurarse de que reciba la atención de recomendada. Sin embargo, también tendrá una responsabilidad: prestar mucha atención a su cuerpo.

Permanecer alerta ante la recidiva o extensión

Si el cáncer de cuello de útero reaparece, suele afectar a su cuerpo de formas que puede sentir o notar (síntomas). Su profesional médico le enseñará sobre los síntomas que pueden indicar que el cáncer de cuello de útero ha reaparecido o se ha extendido. Estos incluyen los siguientes:

- Flujo vaginal o sangrado
- Sangre en la orina o en las heces
- Pérdida de apetito y de peso
- Dolor en la pelvis, cadera, espalda o piernas
- Tos
- Falta de aire
- Hinchazón del estómago o las piernas

Efectos tardíos y a largo plazo

Algunos efectos secundarios del tratamiento del cáncer de cuello de útero pueden empezar pronto y prolongarse más de lo esperado. Otros pueden no aparecer hasta mucho después de haber finalizado el tratamiento.

Muchas personas que han padecido cáncer de cuello de útero experimentan cambios en la función intestinal, urinaria y sexual. También son habituales los efectos más generales, como fatiga, dificultad para respirar y dificultad para dormir (insomnio). La extensión y el grado de los síntomas varían considerablemente entre pacientes. Pida la lista completa de efectos secundarios tardíos y a largo plazo a su equipo de tratamiento.

Cambios en el intestino y la vejiga

La incontinencia urinaria (incapacidad para retener la orina en la vejiga) y la urgencia urinaria (una necesidad repentina e intensa de orinar) son posibles después de una cirugía o radioterapia para el cáncer de cuello de útero. También es posible que se produzcan deposiciones acuosas o frecuentes (diarrea).

Puede presentarse sangrado ocasional al orinar o defecar. La fisioterapia del suelo pélvico, que se describe a continuación, puede ayudar con los cambios en el intestino y la vejiga.

Cuidado de la ostomía

Si le realizaron una ostomía, le recomendamos unirse a un grupo de apoyo para pacientes con ostomías. Otra opción es consultar con un profesional de atención médica especializado en el cuidado de ostomías, como un enfermero experto en ostomías. Las personas con ostomías pueden seguir llevando un estilo de vida muy activo. Considere consultar con un profesional especializado en ostomía antes de realizar actividad física intensa.

Fisioterapia del suelo pélvico

El suelo pélvico femenino es un grupo de músculos que sostiene los órganos de la cavidad pélvica. Estos músculos desempeñan un papel clave en el control de los intestinos y la vejiga, así como en la función y la excitación sexual.

Hay formas de fortalecer estos músculos antes y después del tratamiento. Esto se conoce como fisioterapia del suelo pélvico y hay profesionales de la salud especializados en ella. La fisioterapia del suelo pélvico puede incluir ejercicios caseros para tensar y soltar los músculos vaginales y anales (ejercicios de Kegel), así como técnicas manuales a cargo de un fisioterapeuta.

Pida ayuda a su equipo de atención médica para encontrar un especialista en suelo pélvico en su zona.

Infertilidad y menopausia precoz

En personas premenopáusicas, la extirpación quirúrgica de los ovarios o su exposición a radiación provoca una disminución repentina de los niveles de estrógeno y progesterona. Esto provoca infertilidad y, posiblemente, síntomas de menopausia. Es posible que se interrumpan sus períodos menstruales y experimente sofocos, sudores nocturnos, aumento de peso y cambios de humor.

El revestimiento vaginal puede volverse más delgado, secarse e inflamarse. Esto se denomina atrofia vaginal. La falta de estrógeno también puede conllevar riesgos a largo plazo, como enfermedades cardíacas y pérdida ósea (osteoporosis).

Menopausia prematura

Si está en la premenopausia, la extirpación quirúrgica de los ovarios o su exposición a la radiación pueden causar síntomas de la menopausia, como problemas para dormir. Se recomienda la consulta con un especialista en menopausia.

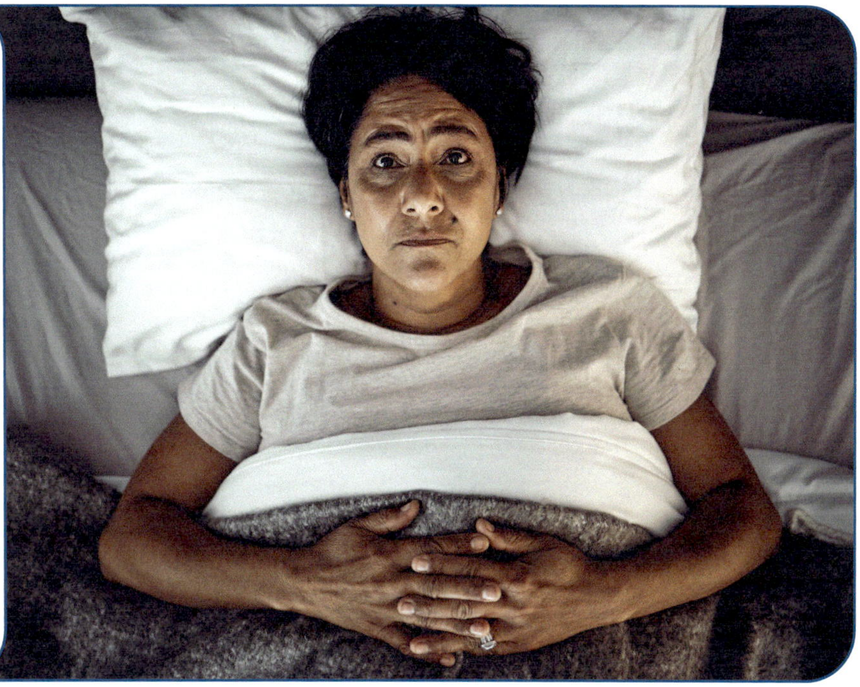

Cuando estos cambios hormonales causan síntomas de menopausia, el tratamiento hormonal para la menopausia (THM) puede ser una opción. Esta puede incluir estrógeno sistémico (oral o intravenoso) (combinado con progestinas para mujeres con un útero intacto) y aplicaciones vaginales de estrógeno. Hablar con un equipo especializado en síntomas de la menopausia puede ser útil para determinar si el THM es adecuado para usted.

Hidratantes vaginales

La edad avanzada, la menopausia y algunos tratamientos contra el cáncer de cuello de útero pueden hacer que la vagina se reseque y pierda elasticidad. Para contrarrestar este efecto secundario, se recomienda mucho el uso de cremas hidratantes vaginales a base de agua.

Como las cremas hidratantes corporales, los hidratantes vaginales devuelven la humedad a la vagina y ayudan a mantener sano el tejido vaginal. Los hidratantes vaginales se pueden usar a diario. Muchos incluyen aplicadores para facilitar su uso. Las cremas o comprimidos vaginales con estrógeno pueden ser especialmente útiles en casos de adelgazamiento de los tejidos vaginales y vulvares debido a la pérdida de estrógeno.

Tratamiento con dilatadores vaginales

La radioterapia en la pelvis puede acortar y estrechar la vagina. Esto se denomina estenosis vaginal. La estenosis vaginal puede hacer que resulte incómodo o incluso doloroso mantener relaciones sexuales o someterse a los exámenes vaginales que realizan los médicos.

El uso de un dilatador vaginal puede prevenir o tratar la estenosis vaginal. Se trata de un dispositivo utilizado para estirar o ensanchar gradualmente la vagina. Puede empezar a utilizar un dilatador a partir de la segunda o cuarta semana después de haber finalizado la radioterapia y seguir utilizándolo todo el tiempo que desee.

Salud sexual

Después del tratamiento del cáncer de cuello de útero, pueden presentarse los siguientes efectos secundarios sexuales:

- Disminución del deseo sexual (libido).
- Sequedad vaginal.
- Dolor durante las relaciones sexuales.
- Estrechamiento y acortamiento de la vagina (estenosis vaginal).

Aunque puede resultar incómodo hablar de salud sexual, tenga en cuenta que estos efectos secundarios son frecuentes y a menudo pueden controlarse o atenuarse. Considere la posibilidad de acudir a un terapeuta de salud sexual. Estos profesionales de la salud se especializan en ayudar a las personas que han padecido cáncer y a otras personas a superar y controlar los efectos secundarios que tiene el tratamiento oncológico en la sexualidad.

Muchos centros oncológicos cuentan con programas centrados exclusivamente en la salud sexual tras el tratamiento oncológico. Pregunte a su médico sobre los recursos disponibles a través de su centro oncológico que pueden ayudarle a minimizar el impacto del tratamiento del cáncer en su salud sexual.

Salud mental y bienestar

Puede ser difícil afrontar los efectos del cáncer y su tratamiento. Muchas personas que han padecido cáncer afirman tener una menor calidad de vida tras el tratamiento de la enfermedad. Es posible tener depresión, ansiedad, miedo a la recidiva y problemas para adaptarse a los cambios en el cuerpo. Muchas personas tienen también factores de estrés económico, como preocupaciones o dudas sobre la reincorporación al trabajo y problemas de cobertura del seguro. Las relaciones personales, la sexualidad y la intimidad también pueden verse afectadas por el diagnóstico o el tratamiento del cáncer.

Si se siente ansiosa, angustiada, deprimida o simplemente tiene problemas para afrontar la vida después del cáncer, no está sola. Su equipo de tratamiento seguramente le preguntará por su salud mental. Si no lo hacen, dígales. Hay recursos disponibles que pueden mejorar la salud mental y el bienestar de las personas que han padecido cáncer. Los trabajadores sociales en su centro de tratamiento suelen ayudar.

Debilitamiento de los huesos

La radioterapia en la pelvis puede debilitar los huesos de esta zona, aumentando el riesgo de sufrir fracturas. Su médico podría indicar el control de la densidad de los huesos.

Daño en los nervios

La quimioterapia puede dañar los nervios sensoriales. Esto se conoce como neuropatía. El daño puede causar dolor, entumecimiento, hormigueo, hinchazón o debilidad muscular en diferentes partes del cuerpo. A menudo comienza en las manos o los pies y empeora con el tiempo. El dolor neuropático suele describirse como un dolor punzante o quemante.

Inflamación

El tratamiento para el cáncer de cuello de útero suele implicar la extirpación de los ganglios linfáticos durante la cirugía. Es posible que la linfa no drene correctamente tras la extirpación de los ganglios linfáticos. Esto puede provocar linfedema. El linfedema es una inflamación causada por la acumulación de líquido linfático en los tejidos. En las personas que han padecido cáncer de cuello de útero, suele aparecer en la parte inferior del cuerpo.

Hábitos saludables

Después de terminar el tratamiento, es importante realizarse controles para detectar la reaparición del cáncer de cuello de útero. Pero también es importante no descuidar otros aspectos de su salud. A continuación, se describen las medidas que puede tomar para prevenir otros problemas de salud y para mejorar su calidad de vida.

Hágase pruebas de detección para otros tipos de cáncer, como colorrectal, de mama y de piel. Hable con su profesional de atención primaria sobre los estudios de detección del cáncer recomendados para su edad y nivel de riesgo.

Busque recibir otros tipos de atención médica recomendada, como el control de la presión sanguínea, pruebas de detección de la hepatitis C y vacunas (como la de la gripe).

Llevar un estilo de vida sano incluye mantener un peso corporal saludable. Se recomienda hacer ejercicio de intensidad moderada durante al menos 150 minutos por semana. Hable con su médico antes de comenzar un nuevo régimen de actividad física. Intente llevar una alimentación sana que incluya muchos alimentos de origen vegetal.

El alcohol puede aumentar el riesgo de padecer ciertos tipos de cáncer. Beba poco o nada de alcohol.

Si fuma, ¡deje de hacerlo! Su médico podrá proporcionarle asistencia psicológica para dejar de fumar (o podrá derivarlo a esta).

Más información

Para obtener más información sobre la supervivencia al cáncer, consulte las NCCN Guidelines for Patients disponibles en NCCN.org/patientguidelines y en la aplicación NCCN Patient Guides for Cancer.

- *Atención a los sobrevivientes para una vida saludable*
- *Atención a los sobrevivientes para los efectos tardíos y a largo plazo relacionados con el cáncer*

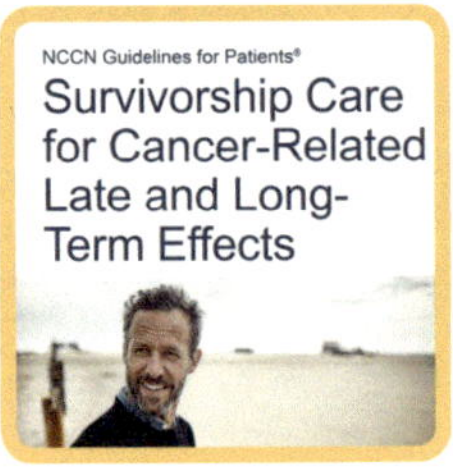

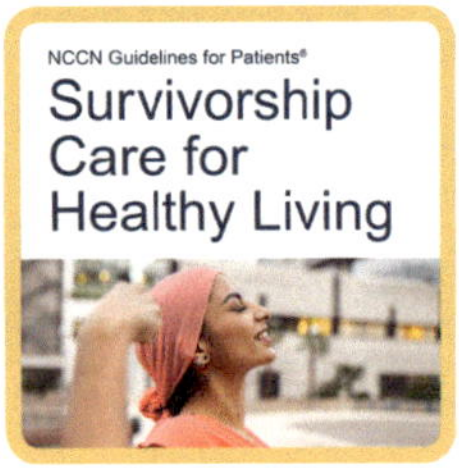

Puntos clave

- La supervivencia se enfoca en las cuestiones físicas, emocionales y financieras particulares de las personas que han padecido cáncer. Consulte con su oncólogo sobre un plan de atención de supervivencia. Este plan ayuda a los profesionales a coordinar su atención de seguimiento.
- Es importante estar alerta a los signos de posible recidiva o extensión, como flujo o sangrado vaginal, sangre en la orina o heces y pérdida de peso.
- Muchas personas que han padecido cáncer de cuello de útero experimentan problemas con la función intestinal, urinaria y sexual. Otros efectos secundarios físicos pueden incluir infertilidad, menopausia precoz, fatiga, dificultad para respirar, insomnio, daño nervioso con dolor e inflamación de piernas.
- La fisioterapia del suelo pélvico, el tratamiento hormonal para la menopausia (THM) y los hidratantes y dilatadores vaginales pueden ayudar con algunos efectos secundarios. Los especialistas en salud sexual ayudan a las personas que han padecido cáncer y a otras a superar y controlar los efectos secundarios que tiene el tratamiento del cáncer en la sexualidad.
- Es posible tener depresión, ansiedad, miedo a la recidiva y problemas para adaptarse a los cambios en el cuerpo después de tratar el cáncer de cuello de útero. Pregunte a su equipo de atención médica sobre los recursos que pueden mejorar su salud mental y bienestar.

8

Otros recursos

64 Qué más hay que saber

64 Qué más hacer

64 Dónde obtener ayuda

64 Preguntas para hacer

¿Quiere saber más? Aquí le explicamos cómo obtener ayuda adicional.

Qué más hay que saber

Este libro puede ayudarle a mejorar su atención oncológica. En él, se explican con claridad las recomendaciones de los expertos y se sugieren preguntas que puede hacerle a su equipo de atención médica. Pero no es el único recurso que tiene.

Puede recibir tanta información y ayuda como necesite. A muchas personas les interesa saber más sobre los siguientes temas:

- Los detalles de su salud y tratamiento.
- Formar parte de un equipo de atención médica.
- Obtener ayuda económica.
- Encontrar un proveedor de atención que sea experto en su campo.
- Afrontar los problemas de salud.

Qué más hacer

Su centro de salud puede ayudar con los próximos pasos. Suelen disponer de recursos *in situ* para ayudar a satisfacer sus necesidades y encontrar respuestas a sus preguntas. Los centros de salud también pueden informarle de los recursos existentes en su comunidad.

Además de la ayuda de sus profesionales de atención médica, los recursos enumerados en la siguiente sección proporcionan apoyo a muchas personas como usted. Consulte la lista y visite los sitios web que se indican para obtener más información sobre estas organizaciones.

Dónde obtener ayuda

Cancer*Care*
cancercare.org

Cancer Hope Network
cancerhopenetwork.org

Cervivor
cervivor.org

HPV Cancers Alliance
hpvalliance.org

Imerman Angels
imermanangels.org

National Coalition for Cancer Survivorship
canceradvocacy.org

Ovarian Cancer Research Alliance (OCRA)
ocrahope.org

Triage Cancer
triagecancer.org

Preguntas para hacer

- ¿Con quién debo hablar sobre vivienda, preparación de comidas y otras necesidades básicas?
- ¿Qué ayudas existen para el transporte, el cuidado de los niños y la atención domiciliaria?
- ¿Hay otros servicios disponibles para mí y mis cuidadores?

Palabras que debe conocer

abdomen
La zona del vientre entre el tórax y la pelvis.

adenocarcinoma
Cáncer de cuello de útero que comienza en las células glandulares del endocérvix. 1 de cada 5 cánceres de cuello de útero aproximadamente es un adenocarcinoma.

anatomopatólogo
Experto en el análisis de células y tejidos para detectar enfermedades.

biomarcador
Características de un cáncer que pueden ayudar a orientar el tratamiento. Muchos biomarcadores son mutaciones (cambios) en el ADN de las células cancerosas.

biopsia de cono
Procedimiento en el que se extirpa una sección cónica de tejido anormal del cuello uterino. Puede utilizarse para obtener más información sobre la extensión de un cáncer o para tratar algunos cánceres de cuello de útero en estadio temprano. También se denomina conización cervical.

braquiterapia
Tipo de radioterapia en la que se coloca material radiactivo sellado en agujas, granos, alambres o catéteres directamente en un tumor o cerca de él. También se llama radioterapia interna.

carcinoma adenoescamoso
Un tipo de cáncer de cuello de útero menos común que contiene tanto células escamosas como glandulares.

carcinoma de células escamosas
Cáncer que comienza en el revestimiento de células escamosas del ectocérvix. Es el tipo más frecuente de cáncer de cuello de útero.

carcinoma neuroendocrino de cuello uterino (CNCU)
Un tipo de cáncer de cuello de útero poco fruente que suele ser de rápido crecimiento.

cervicectomía
Una cirugía para extirpar el cuello uterino. También se puede extirpar la parte superior de la vagina y ciertos ganglios linfáticos pélvicos.

cuello uterino
La parte baja del útero que se conecta con la vagina.

ectocérvix
La parte externa y redondeada del cuello uterino que se extiende hasta la vagina. El ectocérvix está revestido por células escamosas.

endocérvix
La parte interna del cuello uterino que forma un canal entre la vagina y el útero. El endocérvix está revestido por células columnares (glandulares) que producen moco.

ensayo clínico
Investigación sobre un estudio o tratamiento para evaluar su seguridad y eficacia.

estadio del cáncer
Una clasificación de la extensión del cáncer en el cuerpo.

exenteración pélvica
Cirugía radical que se realiza para tratar el cáncer de cuello de útero que regresa a la pelvis. Se extirpan el útero (incluido el cuello uterino), la vagina, los ovarios y las trompas de Falopio. También se pueden extirpar la vejiga, el recto o el ano.

ganglios linfáticos
Pequeños grupos de células que combaten enfermedades y que se encuentran en todo el cuerpo.

histerectomía radical tipo B
Cirugía para extirpar el útero (incluido el cuello uterino), parte del tejido conectivo que lo sostiene y aproximadamente media pulgada o menos de la vagina. La histerectomía tipo B se realiza a través del abdomen. También llamada histerectomía radical modificada.

histerectomía radical tipo C1
Cirugía para extirpar el útero (incluido el cuello uterino), gran parte del tejido conectivo que lo sostiene y la tercera o cuarta parte superior de la vagina. La histerectomía tipo C1 se realiza a través del abdomen.

histerectomía tipo A
Cirugía para extirpar únicamente el útero (incluido el cuello uterino). Suele realizarse con mayor frecuencia en los casos de cáncer de cuello de útero en estadios muy tempranos. También llamada histerectomía simple.

invasión del espacio linfovascular (IELV)
Presencia de células cancerosas en los vasos sanguíneos o linfáticos dentro del tumor. La IELV es un factor de riesgo para la extensión del cáncer.

linfa
Líquido transparente que contiene glóbulos blancos para luchar contra las infecciones y las enfermedades.

médico oncólogo
Médico que se especializa en el tratamiento de cáncer con tratamientos sistémicos, como la quimioterapia.

menopausia prematura
El inicio de la menopausia que se produce por la extirpación de los ovarios o por exponerlos a la radiación. Es el resultado de una caída repentina de estrógenos en el organismo.

metástasis
Diseminación de las células cancerosas del primer tumor a otra parte del cuerpo.

neoplasia intraepitelial cervical (NIC)
Células anormales y potencialmente precancerosas en la superficie del cuello uterino. También llamada displasia de cuello uterino.

neuropatía
Un problema en los nervios que causa dolor, hormigueo y entumecimiento en las manos y los pies.

oncólogo ginecólogo
Un cirujano que es experto en los cánceres que comienzan en los órganos reproductores femeninos.

ovario
Uno de los dos órganos que producen hormonas y óvulos para la reproducción sexual.

parametrio
Tejido adiposo y conjuntivo que rodea el útero. El parametrio ayuda a conectar el útero a otros tejidos de la pelvis.

pelvis
Área del cuerpo entre los huesos de la cadera.

quimioterapia con derivados del platino
Tratamiento con dos o más fármacos de quimioterapia en el que el medicamento principal es un derivado del platino.

quimioterapia de inducción
Quimioterapia administrada antes del tratamiento planificado con quimiorradiación.

radiólogo
Médico experto en interpretación de pruebas de imagen.

radiooncólogo
Un médico que es un experto en el tratamiento del cáncer con radioterapia.

radioterapia de haz externo (RTHE)
Tratamiento con radiación recibida desde un equipo grande que se encuentra fuera del cuerpo. Los tipos de RTHE incluyen radioterapia de intensidad modulada (RTIM) y radioterapia estereotáctica corporal (RTEC).

radioterapia de intensidad modulada (RTIM)
Un tipo de radioterapia externa avanzada que suele usarse para tratar el cáncer de cuello de útero. Permite que una dosis alta de radiación llegue al tumor, a la vez que limita la cantidad que llega al tejido sano circundante y a los órganos y estructuras cercanos.

recidiva
La reaparición del cáncer después del tratamiento. También se llama recidiva.

transposición ovárica
Una cirugía que desplaza uno o ambos ovarios fuera del alcance del haz de radiación. También llamada ooforopexia.

tratamiento complementario
Una gama de recursos y cuidados para mejorar la calidad de vida de las personas que han padecido cáncer. También se le llama “cuidados paliativos”.

tratamiento dirigido
Un tratamiento con medicamentos dirigidos específicamente a una característica específica o única de las células cancerosas.

útero
Órgano donde crece y se desarrolla el feto durante el embarazo. También se lo llama “matriz”.

virus del papiloma humano (VPH)
Una infección de transmisión sexual común. Casi todos los cánceres de cuello de útero son causados por una infección prolongada por VPH.

zona de transformación
Área donde se unen el endocérvix y el ectocérvix. La mayoría de los cánceres y precánceres de cuello de útero comienzan en la zona de transformación. También llamada unión escamocolumnar.

Colaboradores de NCCN

Esta guía para pacientes se basa en NCCN Clinical Practice Guidelines in Oncology (NCCN Guidelines®) para la detección del cáncer de cuello de útero, versión 4.2025. Fue adaptada, revisada y publicada con la colaboración de las siguientes personas:

Dorothy A. Shead, máster en Ciencias
Directora ejecutiva de Operaciones de Información para Pacientes

Erin Vidic, máster en Artes
Redactora médica sénior, Información para pacientes

Susan Kidney
Especialista ejecutiva en Diseño Gráfico

La Guía NCCN Clinical Practice Guidelines in Oncology (NCCN Guidelines®) para el cáncer de cuello de útero, versión 4.2025 fue elaborada por los siguientes miembros del panel de NCCN:

Dr. Nadeem R. Abu-Rustum
Memorial Sloan Kettering Cancer Center

* Dra. Susana M. Campos, máster en Salud Pública, máster en Ciencias
Dana-Farber/Brigham and Women's Cancer Center

* Dra. Sudha Amarnath
Case Comprehensive Cancer Center/University Hospitals Seidman Cancer Center and Cleveland Clinic Taussig Cancer Institute

Dra. Rebecca Arend
O'Neal Comprehensive Cancer Center, UAB

* Dra. Emma Barber
Robert H. Lurie Comprehensive Cancer Center, Northwestern University

Dra. Kristin Bradley
University of Wisconsin Carbone Cancer Center

Dra. Rebecca Brooks
UC Davis Comprehensive Cancer Center

Dr. Junzo Chino
Duke Cancer Institute

Dra. Hye Sook Chon
Moffitt Cancer Center

Dra. Marta Ann Crispens
Vanderbilt-Ingram Cancer Center

Dra. Shari Damast
Yale Cancer Center/Smilow Cancer Hospital

Dra. Christine M. Fisher, máster en Salud Pública
University of Colorado Cancer Center

* Dr. Peter Frederick
Roswell Park Comprehensive Cancer Center

Dr. David K. Gaffney, doctor en Medicina
Huntsman Cancer Institute, University of Utah

* Dra. Stephanie Gaillard, doctora en Medicina
Johns Hopkins Kimmel Cancer Center

Dr. Robert Giuntoli II
Abramson Cancer Center, University of Pennsylvania

* Dr. Scott Glaser
City of Hope National Medical Center

Dra. Brooke E. Howitt
Stanford Cancer Institute

Dra. Kari Kendra, doctora en Medicina/enlace
The Ohio State University Comprehensive Cancer Center - James Cancer Hospital and Solove Research Institute

* Dra. Lisa Landrum, doctora en Medicina
Indiana University Melvin and Bren Simon Comprehensive Cancer Center

Dra. Jayanthi Lea
UT Southwestern Simmons Comprehensive Cancer Center

Dra. Nita Lee, máster en Salud Pública
The UChicago Medicine Comprehensive Cancer Center

Dra. Gina Mantia-Smaldone
Fox Chase Cancer Center

Dr. Andrea Mariani
Mayo Clinic Comprehensive Cancer Center

Dr. David Mutch
Siteman Cancer Center, Barnes-Jewish Hospital and Washington University School of Medicine

Dra. Christa Nagel
The Ohio State University Comprehensive Cancer Center - James Cancer Hospital and Solove Research Institute

Dra. Larissa Nekhlyudov, máster en Salud Pública
Dana-Farber/Brigham and Women's Cancer Center

Dra. Karina Nieto
Case Comprehensive Cancer Center/University Hospitals Seidman Cancer Center and Cleveland Clinic Taussig Cancer Institute

Dra. Chika Nwachukwu, doctora en Medicina
UC San Diego Moores Cancer Center

Dra. Mirna Podoll
Vanderbilt-Ingram Cancer Center

Dra. Kerry Rodabaugh
Fred & Pamela Buffett Cancer Center

Dra. Ritu Salani, máster en Dirección de Empresas
UCLA Jonsson Comprehensive Cancer Center

Dr. John Schorge
St. Jude Children's Research Hospital/The University of Tennessee Health Science Center

Dr. Scott Schuetze, doctor en Medicina
University of Michigan Rogel Cancer Center

Jean Siedel, doctora en Medicina Osteopática, máster en Ciencias
University of Michigan Rogel Cancer Center

Dra. Rachel Sisodia
Mass General Cancer Center

Dra. Pamela Soliman, máster en Salud Pública
The University of Texas MD Anderson Cancer Center

Dra. Stefanie Ueda
UCSF Helen Diller Family Comprehensive Cancer Center

Dra. Renata Urban
Fred Hutchinson Cancer Center

* Emily Wyse
Defensora de pacientes

NCCN

Nicole McMillian, máster en Ciencias
Coordinadora principal de las Guías

Vaishnavi Sambandam, doctora en Medicina
Científica en Oncología/redactora médica

* Revisaron esta guía para pacientes. Para divulgaciones, visite NCCN.org/disclosures.

Centros oncológicos de NCCN

Abramson Cancer Center,
University of Pennsylvania
Filadelfia, Pensilvania
+1 800.789.7366 • *pennmedicine.org/cancer*

Case Comprehensive Cancer Center/
University Hospitals Seidman Cancer Center and
Cleveland Clinic Taussig Cancer Institute
Cleveland, Ohio
UH Seidman Cancer Center
+1 800.641.2422 • *uhhospitals.org/services/cancer-services*
CC Taussig Cancer Institute
+1 866.223.8100 • *my.clevelandclinic.org/departments/cancer*
Case CCC
+1 216.844.8797 • *case.edu/cancer*

City of Hope National Medical Center
Duarte, California
+1 800.826.4673 • *cityofhope.org*

Dana-Farber/Brigham and Women's Cancer Center |
Mass General Cancer Center
Boston, Massachusetts
+1 877.442.3324 • *youhaveus.org*
+1 617.726.5130 • *massgeneral.org/cancer-center*

Duke Cancer Institute
Durham, Carolina del Norte
+1 888.275.3853 • *dukecancerinstitute.org*

Fox Chase Cancer Center
Filadelfia, Pensilvania
+1 888.369.2427 • *foxchase.org*

Fred & Pamela Buffett Cancer Center
Omaha, Nebraska
+1 402.559.5600 • *unmc.edu/cancercenter*

Fred Hutchinson Cancer Center
Seattle, Washington
+1 206.667.5000 • *fredhutch.org*

Huntsman Cancer Institute, University of Utah
Salt Lake City, Utah
+1 800.824.2073 • *healthcare.utah.edu/huntsmancancerinstitute*

Indiana University Melvin and Bren Simon
Comprehensive Cancer Center
Indianápolis, Indiana
+1 888.600.4822 • *www.cancer.iu.edu*

Johns Hopkins Kimmel Cancer Center
Baltimore, Maryland
+1 410.955.8964
www.hopkinskimmelcancercenter.org

Mayo Clinic Comprehensive Cancer Center
Phoenix/Scottsdale, Arizona
Jacksonville, Florida
Rochester, Minnesota
+1 480.301.8000 • Arizona
+1 904.953.0853 • Florida
+1 507.538.3270 • Minnesota
mayoclinic.org/cancercenter

Memorial Sloan Kettering Cancer Center
Nueva York, Nueva York
+1 800.525.2225 • *mskcc.org*

Moffitt Cancer Center
Tampa, Florida
+1 888.663.3488 • *moffitt.org*

O'Neal Comprehensive Cancer Center, UAB
Birmingham, Alabama
+1 800.822.0933 • *uab.edu/onealcancercenter*

Robert H. Lurie Comprehensive Cancer Center,
Northwestern University
Chicago, Illinois
+1 866.587.4322 • *cancer.northwestern.edu*

Roswell Park Comprehensive Cancer Center
Búfalo, Nueva York
+1 877.275.7724 • *roswellpark.org*

Siteman Cancer Center, Barnes-Jewish Hospital
and Washington University School of Medicine
San Luis, Misuri
+1 800.600.3606 • *siteman.wustl.edu*

St. Jude Children's Research Hospital/
The University of Tennessee Health Science Center
Memphis, Tennessee
+1 866.278.5833 • *stjude.org*
+1 901.448.5500 • *uthsc.edu*

Stanford Cancer Institute
Stanford, California
+1 877.668.7535 • *cancer.stanford.edu*

The Ohio State University Comprehensive Cancer Center -
James Cancer Hospital and Solove Research Institute
Columbus, Ohio
+1 800.293.5066 • *cancer.osu.edu*

The UChicago Medicine Comprehensive Cancer Center
Chicago, Illinois
+1 773.702.1000 • *uchicagomedicine.org/cancer*

The University of Texas MD Anderson Cancer Center
Houston, Texas
+1 844.269.5922 • *mdanderson.org*

UC Davis Comprehensive Cancer Center
Sacramento, California
+1 916.734.5959 • +1 800.770.9261
health.ucdavis.edu/cancer

UC San Diego Moores Cancer Center
La Jolla, California
+1 858.822.6100 • cancer.ucsd.edu

UCLA Jonsson Comprehensive Cancer Center
Los Ángeles, California
+1 310.825.5268 • uclahealth.org/cancer

UCSF Helen Diller Family
Comprehensive Cancer Center
San Francisco, California
+1 800.689.8273 • cancer.ucsf.edu

University of Colorado Cancer Center
Aurora, Colorado
+1 720.848.0300 • coloradocancercenter.org

University of Michigan Rogel Cancer Center
Ann Arbor, Míchigan
+1 800.865.1125 • rogelcancercenter.org

University of Wisconsin Carbone Cancer Center
Madison, Wisconsin
+1 608.265.1700 • uwhealth.org/cancer

UT Southwestern Simmons
Comprehensive Cancer Center
Dallas, Texas
+1 214.648.3111 • utsouthwestern.edu/simmons

Vanderbilt-Ingram Cancer Center
Nashville, Tennessee
+1 877.936.8422 • vicc.org

Yale Cancer Center/Smilow Cancer Hospital
New Haven, Connecticut
+1 855.4.SMILOW • yalecancercenter.org

Comparta su opinión con nosotros.

Complete nuestra encuesta y contribuya para que NCCN Guidelines for Patients sea mejor para todos.

NCCN.org/patients/comments

Índice

biomarcador 35, 46, 49–50

carga mutacional tumoral (TMB) 46, 49

cervicectomía 30, 39–40

displasia de cuello uterino 6, 41

ensayo clínico 15, 35–36, 53

fertilidad 14, 39–40

fusión del gen *NTRK* 46, 49

fusión del gen *RET* 46, 49

HER2 46, 49

inestabilidad de microsatélites (MSI) 46, 49

inmunoterapia 35, 49

menopausia prematura 32–33, 59–60

PD-L1 46, 48–49

quimiorradiación 33, 39–40, 42–43, 53–54

quimioterapia de inducción 42–43

radioterapia estereotáctica corporal (RTEC) 32, 48

reparación de los errores de desajustes (MMR) 46, 49

salud sexual 49–60

subrogación 14

supervivencia 58–62

transposición ovárica 14, 33

tratamiento complementario 16, 50

virus de la inmunodeficiencia humana (VIH) 7, 12

virus del papiloma humano (VPH) 5, 7

Made in the USA
Monee, IL
05 November 2026

67383558R00045